W0279369

Knaur
MensSana

Über die Autorin:
Michaela Seul befasst sich seit vielen Jahren aus unterschiedlichen Perspektiven mit dem Thema Trauer und hat verschiedene Bücher zum Thema Abschied, Sterben und Tod veröffentlicht. Die Autorin ist auch als Referentin für die Akademie Panta Rhei tätig, die sich für einen neuen Umgang mit Sterbenden, Tod und Trauer einsetzt.
Das vorliegende Buch hat sie in enger Zusammenarbeit mit dem Münchner Christophorus Hospiz geschrieben.

MICHAELA SEUL

Hospizarbeit und Palliativbetreuung

Für einen Abschied in Würde

Knaur
MensSana

Die Originalausgabe dieses Buches ist unter dem Titel
Ein Abschied in Würde erschienen.

Besuchen Sie uns im Internet: www.droemer-knaur.de
Alle Titel aus dem Bereich MensSana finden Sie im Internet unter
www.knaur-mens-sana.de

Aktualisierte Taschenbuchausgabe Dezember 2009
Knaur Taschenbuch.
Ein Unternehmen der Droemerschen Verlagsanstalt
Th. Knaur Nachf. GmbH & Co. KG, München

Redaktion: Theda Krohm-Linke
Fachliche Durchsicht: Brigitte Hirsch, CHV München
Umschlaggestaltung: ZERO Werbeagentur, München
Umschlagabbildung: FinePic®, München
Satz: Adobe InDesign im Verlag
Druck und Bindung: GGP Media GmbH, Pößneck
Printed in Germany
ISBN 978-3-426-87358-8

2 4 5 3 1

G. und O. gewidmet,
ohne die es dieses Buch nicht geben würde

Inhalt

Im Mittelpunkt steht der Mensch: Für ein würdevolles Leben bis zum letzten Atemzug

Die meisten Menschen wünschen sich, in einer vertrauten Umgebung zu sterben. Am liebsten zu Hause im Kreis der Familie. »So etwas ist doch heutzutage kaum noch möglich«, lautet eine oft geäußerte Meinung.

Ein Ziel der Hospizbewegung ist das würdevolle Sterben in einer vertrauten Umgebung. Der Mensch steht absolut im Mittelpunkt. Bis zum letzten Atemzug – damit vor dem körperlichen nicht der soziale Tod steht. Wir hören ja nicht auf, Menschen zu sein, wenn wir krank oder alt und hilfsbedürftig sind. Die letzten Monate, Wochen, Tage eines Menschen sind eine sehr intensive Zeit, für den Menschen selbst und auch für seine Angehörigen und Freunde. In dieser Zeit geht es nicht um Leistung, sondern um Dasein. Um Zuhören. Aushalten. Vertrauen. Hoffnung. Loslassen und Annehmen. Manchmal geschieht es, dass ein Mensch zum Schluss noch eine ganz große Entdeckung macht. Manchmal geschieht auch gar nichts. Das Sterben ist so individuell wie das Leben.

Die Gründerin der Hospizbewegung: Dame Cicely Saunders

Cicely Saunders wurde am 22. Juni 1918 in Bamet, England, als ältestes von drei Kindern geboren und starb am 14. Juli 2005 zur »Dame« geadelt in dem von ihr gegründeten St. Christopher's Hospice in London. Im Zweiten Weltkrieg brach sie ihr Studium der Philosophie, Politik und Ökonomie ab und begann 1944 eine Ausbildung zur Krankenschwester. In den Lazaretten erlebte sie, dass den sterbenden Soldaten mit nichts anderem geholfen werden konnte als mit persönlicher Zuwendung, denn es gab nichts anderes. Mit einem ihrer Patienten, der dem Holocaust des Warschauer Gettos entkommen war, einem polnischen Juden, David Tasma, entwickelte sie in intensiven Gesprächen die Vision einer ganzheitlichen Fürsorge für Sterbende. David Tasma, schwer erkrankt an Krebs, hinterließ ihr 500 englische Pfund. »Lassen Sie mich ein Fenster sein in Ihrem Haus«, bat er vor seinem Tod.

Cicely Saunders studierte nun Medizin und forschte intensiv über Morphium, um den damals gängigen Mythos, dass Morphium eine medizinisch unbrauchbare Droge sei, zu widerlegen. Im Jahre 1962 schließlich gelang es ihr zu beweisen, dass bei richtiger Verwendung des Morphiums keine Suchtprobleme auftreten und Patienten, die so behandelt werden, ein normales Leben führen können. Damit stellte sie das Prinzip einer schmerzlindernden oder schmerzunterdrückenden Medizin, also die Morphium-Dauereinnahme, um Schmerzen gar nicht erst aufkommen zu lassen, auf eine wissenschaftliche Basis.

1967 konnte der erste Patient in das von Cicely Saunders gegründete St. Christopher's Hospice aufgenommen werden. In den nachfolgenden Jahren wurde das Haus nicht nur zu einem Zufluchtsort für schwerkranke und sterbende Menschen, sondern auch zu einem Zentrum der Ausbildung und Forschung.

Cicely Saunders musste noch lange kämpfen, bis ihre Methode die verdiente Anerkennung fand: 1987 erst wurde die Palliativmedizin in Großbritannien zu einer medizinischen Fachdisziplin. Einige Jahre später zog Deutschland nach: Hier gibt es seit 1994 eine Gesellschaft für Palliativmedizin. Doch in der Bundesrepublik wird Morphium zur Schmerzlinderung bis heute in wesentlich geringeren Mengen als beispielsweise in Dänemark oder in Großbritannien verschrieben.

Gegen Euthanasie sprach sich Cicely Saunders immer entschieden aus: »Es macht schutzbedürftige Menschen so verletzlich, wenn sie glauben, sie wären eine Last für die anderen. Die Antwort ist eine bessere Betreuung der Sterbenden, um sie zu überzeugen, dass sie immer noch ein wichtiger Teil unserer Gesellschaft sind.«

1980 wurde Cicely Saunders von Queen Elizabeth mit dem Orden des Britischen Empire ausgezeichnet, dem viele weitere Auszeichnungen für ihre großartige und bewundernswerte Arbeit folgten.

»Du bist wichtig, weil du eben du bist.
Du bist bis zum letzten Augenblick deines Lebens wichtig.
Wir werden alles tun, damit du nicht nur in Frieden sterben, sondern auch bis zuletzt leben kannst.«

Cicely Saunders

Leitlinien der Hospizarbeit

Hospize knüpfen an die mittelalterliche Tradition an, Menschen auf ihrem Weg zum Pilgerziel Unterkunft, Rast und Verpflegung anzubieten. Die mittelalterlichen Hospize wurden von kirchlichen Orden betrieben. Die »modernen« Hospize können zu einer kirchlichen Organisation gehören, müssen aber nicht. Viele Hospizvereine werden ohne kirchliche Anbindung gegründet. Jedenfalls ist der Glaube, den ein Mensch vertritt, kein Türöffner oder Türschließer für ein Hospiz. Hier ist jeder Mensch willkommen, der diese Begleitung möchte. Das stationäre Hospiz ist nicht bloß eine Unterkunft. Es leistet Beistand bei allem, was ein sterbender Mensch auf der letzten Wegstrecke seines Lebens benötigt ... oder sich wünscht. Hier gibt es nicht nur den Körper, der krank ist. Jeder Mensch und auch jede einzelne Frage werden von vier Seiten betrachtet – physiologisch, psychisch, sozial und spirituell.

Ein Hospiz ist eine Alternative, die von immer mehr Menschen gesucht und unterstützt wird. Dabei sollte man sich das Hospiz nicht als Haus zum Sterben vorstellen. Das stationäre Hospiz ist nur ein Teil der Hospizbewegung. Ambulante HospizmitarbeiterInnen machen Hausbesuche und betreuen Sterbende, damit sie in ihrer vertrauten Umgebung ihr Leben beschließen können. Die Palliativmedizin sorgt dafür, dass dies schmerzfrei und mit Symptomlinderung geschehen kann. Sozialpädagogen stehen den Patienten und Angehörigen in allen Fragen rund um Finanzen und bürokratische Notwendigkeiten, wie zum Beispiel die Korrespondenz mit Krankenkassen usw., bei. Psychologinnen und Psychologen unterstützen Patienten und ihre Familien, eine Trauerbegleitung hilft, das Leben ohne einen geliebten Menschen zu meistern. Der palliativ-geriatrische Dienst kümmert sich um

alte Menschen, auch in Pflegeheimen. Ehrenamtliche MitarbeiterInnen, in Deutschland sind rund 80 000 in der Hospizbewegung tätig, begleiten schwerkranke und sterbende Menschen auf ihrem letzten Stück Lebensweg.
Auch wenn der Alltag in den 151 Hospizen in Deutschland nicht überall identisch gestaltet sein mag, sind sie doch alle den Leitlinien der Bundesarbeitsgemeinschaft Hospiz e.V. verpflichtet:

1. Im Mittelpunkt der Hospizarbeit stehen der sterbende Mensch und die ihm Nahestehenden. Sie benötigen gleichermaßen Aufmerksamkeit, Fürsorge und Wahrhaftigkeit. Die Hospizarbeit richtet sich bei ihrer Hilfe und ihrer Organisation nach den Bedürfnissen und Rechten der Sterbenden, ihrer Angehörigen und Freunde.
2. Die Hospizbewegung betrachtet das menschliche Leben von seinem Beginn bis zu seinem Tode als ein Ganzes. Sterben ist Leben – Leben vor dem Tod. Die Hospizarbeit zielt vor allem auf Fürsorge und lindernde Hilfe, nicht auf lebensverlängernde Maßnahmen. Diese lebensbejahende Grundidee schließt aktive Sterbehilfe aus.
3. »Sterben zu Hause« zu ermöglichen ist die vorrangige Zielperspektive der Hospizarbeit, die durch den teilstationären und stationären Bereich ergänzt wird, wenn eine palliative Versorgung zu Hause nicht zu leisten ist.
4. Das Hospiz in seinen vielfältigen Gestaltungsformen kann eigenständige Aufgaben im bestehenden Gesundheits- und Sozialsystem übernehmen und ggf. in enger Kooperation mit den bereits bestehenden Diensten eine kontinuierliche Versorgung sterbender Menschen gewährleisten.
5. Zur Hospizarbeit gehört als wesentlicher Bestandteil der Dienst Ehrenamtlicher. Sie sollen gut vorbereitet, befähigt und in regelmäßigen Treffen begleitet werden. Durch ihr Engagement leisten sie einen unverzichtbaren Beitrag zur

Teilnahme des Sterbenden und der ihm Nahestehenden am Leben des Gemeinwesens.

6. Professionelle Unterstützung geschieht durch ein multidisziplinäres Hospizteam von Ärzten, Pflegekräften, Seelsorgern, Sozialarbeitern, Ehrenamtlichen u.a. Für diese Tätigkeiten benötigen sie eine sorgfältige Aus-, Fort- und Weiterbildung, fortgesetzte Supervision und Freiräume für eine persönliche Auseinandersetzung mit Sterben, Tod und Trauer.
7. Das multidisziplinäre Hospizteam verfügt über spezielle Kenntnisse und Erfahrungen in der medizinischen, pflegerischen, sozialen und spirituellen Beeinflussung belastender Symptome, welche das Sterben begleiten können, z.B. in der Schmerzbehandlung und Symptomkontrolle.
8. Zur Sterbebegleitung gehört im notwendigen Umfang auch die Trauerbegleitung.

Die vielfältigen Tätigkeitsfelder der Hospizbewegung werden in den nachfolgenden Kapiteln ausführlich vorgestellt und mit Fallgeschichten dokumentiert. In den letzten Jahren stößt diese Bürgerbewegung auf immer mehr Interesse, zum Teil auch durch die Diskussion um die Gültigkeit von Patientenverfügungen. Obwohl die Rechtslage in Deutschland seit März 2003 eindeutig ist, herrscht hier noch immer viel Unsicherheit. Alle diese Fragen möchte das vorliegende Buch beantworten und darüber hinaus anregen, sich dem Thema Sterben und Tod anzunähern.

Das Tabuthema Tod

In unserer vom Jugendwahn bestimmten Kultur ist der Tod ein Tabuthema. Manche Menschen sprechen über ihr Alter und ihren Tod, als sei das nicht ein Teil ihres Daseins, als sei die letzte Zeit des Lebens etwas Abgespaltenes, Fremdes, das sie am liebsten leugnen würden.

Dieses Buch möchte eine andere Perspektive eröffnen, die den Tod in das Leben integriert. Wir sollten vom ersten bis zum letzten Augenblick ja zum Leben sagen, und nicht erst, wenn »die letzte Runde« eingeläutet wird.

Es geht darum, Verantwortung für das eigene Leben zu übernehmen. Diese Verantwortung zeigt sich auch darin, welchen Raum ein Mensch dem Tod und dem Sterben in seinem Leben gibt. Nur wenn der Tod einen Platz im Leben hat, ist das Leben wirklich rund. Das ist kein Widerspruch, und warum das so ist, wird in diesem Buch beschrieben. Es setzt sich zwar scheinbar mit den Schattenseiten unserer Existenz auseinander, ist jedoch in Wirklichkeit eine Motivation zu einem glücklicheren und sinnhaften Leben, da die Kostbarkeit und Einzigartigkeit des Todes erst dann wirklich gewürdigt und wertgeschätzt werden können, wenn er ins Leben integriert ist.

Das Bewusstsein der Vergänglichkeit kann uns anspornen, unser Leben so zu gestalten, dass wir am Ende feststellen können: Es war ein schönes, erfülltes Leben. Spätestens im Rückblick wird deutlich, dass Leben nicht eine Frage der Quantität ist, sondern eine Frage der Qualität. Ein intensiv gelebtes Jahr kann viele nicht intensiv gelebte Jahre aufwiegen.

Den gelungenen Abschied gestalten wir Tag für Tag, Stunde um Stunde. Eines Tages kann uns dieses Wissen, dass wir unser Leben bewusst gestaltet haben, helfen, es auch herzugeben, loszulassen. Man lebt anders, wenn man sich mit

dem Sterben auseinandersetzt. Das Wissen um das Sterben macht das Leben erst wirklich lebenswert. Dies mag man in Büchern und Kalendersprüchen gelesen haben, wenn man jedoch selbst am Bett eines schwerkranken Menschen sitzt, bekommt es eine andere Dimension. So können uns Sterbende das Leben lehren, und unsere eigenen Ängste können sich mindern. Die Sterbenden, die wir begleiten, können ein Korrektiv für unser Leben sein und uns dadurch reich beschenken. Viele HospizmitarbeiterInnen – ehrenamtliche und hauptberufliche – betonen, dass sie trotz der großen Belastungen, die ihre Tätigkeit mit sich bringt, auch sehr viel zurückbekommen.
Ein überwiegender Teil der Menschen, die sich in der Hospizbewegung engagieren, ist weiblich. Besonders unter den ehrenamtlichen Helfern finden sich sehr viele Frauen. Deshalb habe ich mich entschlossen, sehr oft die grammatisch weibliche Form zu benutzen, was jedoch die männlichen Hospizhelfer und Krankenpfleger und Mitarbeiter der verschiedenen Fachrichtungen, Ärzte, Psychologen, Sozialarbeiter und Förderer und so weiter keineswegs ausschließt. Wenn ich von Ärzten, Patienten und Angehörigen im Allgemeinen spreche, meine ich damit Männer und Frauen. In den Fallgeschichten halte ich mich an die tatsächliche Geschlechtszugehörigkeit der Personen.

Das Sterben hereinholen in das Leben

Der Anstieg der Lebenserwartung der Menschen bringt auch eine Verschiebung des Sterbens in höheres Alter mit sich. In unserem mitteleuropäischen Alltag werden wir nicht mehr so häufig mit dem Tod konfrontiert. Ein Mitteleuropäer verliert beispielsweise nur noch alle fünfzehn Jahre einen nahen Angehörigen. Früher – wie in vielen Teilen der Welt auch heute noch – war der Tod allgegenwärtig, und es starben hauptsächlich jüngere Menschen: Säuglinge, Kinder, Jugendliche, junge Mütter, Soldaten. Sie starben durch Hunger, Krankheit, Seuchen und viele Kriege, große und kleine, und mangelnde medizinische Versorgung sowie katastrophale hygienische Bedingungen.

Früher dominierte ein schneller Tod, häufig durch Infektionen. Heute wird oft langsam und lang gestorben. Das gilt besonders für ältere Menschen mit fortgeschrittenen Krebserkrankungen und anderen chronischen Krankheiten.

Früher war der Tod ein vertrauter Zeitgenosse. Familie, Freunde, Nachbarn verbrachten die letzten Stunden am Bett des sterbenden Menschen. Es wurde gemeinsam gebetet und Abschied genommen. Gemeinsam wurde der Verstorbene gewaschen und angekleidet und hergerichtet für die Aufbahrung. Und wieder saßen die Verwandten und Freunde bei ihm und hielten die Totenwache. Die konnte mehrere Tage dauern, und bei einer Beerdigung wurde der Sarg offen durch das Dorf getragen oder gefahren.

Heute sind die Särge von den Straßen verbannt, und die meisten Leichenbestatter verzichten auf alles, was das Dienstfahrzeug als Bestattungsfahrzeug entlarven könnte. Und wenn dann doch ein »Leichenwagen« auftaucht, womöglich noch recht häufig, kann es Probleme geben. Ein Hospiz zum Beispiel hat Streit mit seinen Nachbarn: Sie beschweren sich über die Leichenwagen, die auf der Straße parken. Das sei unerhört. Warum man die Leichen nicht nachts wegschaffe, wenn niemand es sehen müsse. Es sei schädlich für die Kinder, die in ihrer Entwicklung gestört würden, wenn sie permanent mit Leichenwagen konfrontiert seien.

In den Industriestaaten leben die Menschen heute beträchtlich länger als in Entwicklungsländern. Seit 1900 ist die Lebenserwartung in Deutschland um über 30 Jahre gestiegen. Es sterben vor allem alte Menschen. Die Sterbenden und Toten werden aus dem Alltagsleben entfernt und professionellen Kräften übergeben. Das zieht eine vermehrte Unsicherheit im Umgang mit Sterben und Tod nach sich. Wir können nicht üben, wie das geht, mit Sterben und Tod. Denn der Tod, den wir vor Augen haben – jeden Tag hundertfach oder tausendfach, je nachdem, wie lange wir vor dem Bildschirm sitzen –, der ist virtuell, nicht aus Fleisch und Blut. Kühl im Kasten. Echte Tote, vielleicht die Eltern oder Großeltern, wie schlafend im Bett liegend, haben die wenigsten Menschen gesehen, aber Tausende von Toten im Fernsehen. Wenn heute zu Hause gestorben wird, dann geschieht das meistens auf dem Flachbildschirm. In Dolby Digital. Das echte Sterben wird behandelt wie ein peinliches Missgeschick.

Bedingt durch die industrielle Revolution mit tiefgreifenden Veränderungen in Wissenschaft, Technik und Kultur, haben sich die Familienformen und deren sozialer Auftrag stark verändert, und die Familie ist nicht mehr der Ort, wo Sterben ganz normal geschieht, wie ja auch Hausgeburten eine Seltenheit geworden sind.

Ist es tatsächlich so, dass es unangebracht ist, zu Hause zu sterben? Dass »man« am besten in einer Institution stirbt? Dass es am besten ist, die Versorgung sterbender und schwerstkranker Menschen in die Hände von Institutionen und Organisationen zu legen?

Eine Hoffnung und Mut machende Alternative dazu bietet die Hospizbewegung. Sie ist eine Bürgerbewegung, die es sich zum Ziel gesetzt hat, Menschen zu ermöglichen, zu Hause in Würde zu sterben.

Das ambulante Hospiz

Der Weg zum Hospiz (ambulant und stationär)

Patienten melden sich selten im Hospiz. Es sind Angehörige, Bekannte und Fachstellen wie Palliativstationen, stationäre Einrichtungen, niedergelassene Ärzte usw., die den Erstkontakt aufnehmen. Sehr schnell wird dann entschieden, wie und durch wen dieser Kontakt aufgegriffen werden soll. Stehen medizinisch-pflegerische Fragen im Vordergrund, wird eine Palliativfachkraft aus dem ambulanten Bereich einen Hausbesuch verabreden. Oder die Sozialpädagogin, um zu klären, was eigentlich gebraucht wird. Manchmal auch beide. Oder es wird ein Gespräch zur Orientierung geführt. Das kann im Büro des Hospizes oder zu Hause mit den Patienten und Angehörigen stattfinden. Häufig kommen die Angehörigen zuerst einmal allein zu einer Beratung und lassen sich aufklären. Meistens haben sie einen Irrweg durch die Institutionen hinter sich, denn für sterbende Menschen ist scheinbar niemand so richtig zuständig.
Je nachdem, wo ein Patient wohnt, gibt es in seiner Nähe vielleicht ein stationäres Hospiz oder einen Hospizverein. In der Broschüre »Wegweiser Hospiz und Palliativmedizin

Deutschland« finden sich die Adressen aller in Deutschland befindlichen Palliativstationen und Hospize. Der Wegweiser ist im Internet abrufbar unter www.hospiz-und-palliativführer.de oder über das Unternehmen Mundipharma zu beziehen. Bestellt werden kann das Nachschlagewerk per Fax unter: 06431/701433.
Sie können aber auch einfach in Ihrem örtlichen Telefonbuch nachschlagen oder im Anhang nach der für Sie zuständigen Landesarbeitsgemeinschaft (LAG) Hospiz suchen und dort anrufen, um herauszufinden, wo sich ein Hospiz oder ein ambulanter Hospiz-Palliativ-Dienst in Ihrer Nähe befindet.
Im Münchner Christophorus Hospiz Verein e.V. heißt die Anlaufstelle für Information, Kontakt und Beratung schlicht »Brücke«. Die Brücke versteht sich auch wörtlich als Brücke zwischen den einzelnen Stationen, die einem schwerkranken Menschen beistehen: entweder das Hospiz selbst oder die Unterstützung durch medizinisch-pflegerische Fachkräfte, die zu Hausbesuchen kommen, Palliativstationen oder andere Möglichkeiten. Die Brücke ist ein Wegweiser für alle Menschen, die wissen möchten, welche Unterstützung ambulante und stationäre Hospiz- und Palliativ-Dienste bieten, was getan werden kann, wenn eine Betreuung zu Hause nicht möglich erscheint, wie Schmerzen und andere Symptome gelindert werden können und wie eine gute Entscheidung bezüglich der nächsten Schritte gefunden werden kann. Diese Entscheidung wird in einem persönlichen Gespräch erleichtert, das eine Palliativfachkraft mit den Patienten, Angehörigen, behandelnden Ärzten, Pflegekräften und Fachkräften im psychosozialen Bereich führt. Entweder mit allen zusammen oder auch nur mit einigen davon – je nachdem, was gerade nötig ist. Flexibilität ist immer das Gebot der Stunde, denn jeder Fall ist anders. Gelegentlich macht die Palliativkraft auch Besuche im Krankenhaus oder Pflegeheim, wenn es darum geht, eine Verlegung von dort zu erreichen. Die Beratung ist kostenlos.

WOHIN MIT DER MUTTER?
FRAU W. ENTSCHEIDET SELBST ÜBER IHRE ZUKUNFT

Die Tochter von Frau W. meldet sich telefonisch im Hospiz. Unter Tränen schildert sie ihre Überlastung durch die Pflege ihrer schwerkranken 72-jährigen Mutter, die von Tag zu Tag schwächer wird und eigentlich nicht von zu Hause weg möchte, obwohl sie, die Tochter, völlig am Ende mit ihren Kräften sei. Deshalb bittet sie um Aufnahme der Mutter in das Hospiz. Ihre Mutter selbst sei noch nicht richtig entschlossen, je nach Tagesform reagiere sie sehr zustimmend oder ablehnend. Man benötige nun dringend weitere Informationen. Vielleicht wäre es ja auch möglich, die Mutter durch ambulante Unterstützung seitens des Hospizes zu Hause zu versorgen?

Am nächsten Tag besucht eine Sozialpädagogin Frau W. und ihre Tochter. In einem ausführlichen Gespräch stellt die Sozialpädagogin auch die Möglichkeiten der ambulanten Pflege und das stationäre Hospiz vor. Vordergründig geht es jedoch um die aktuelle Situation. Hier merkt die Sozialpädagogin deutlich, dass es nötig ist, die Lage offen anzusprechen: Die Tochter schafft die Pflege ihrer Mutter nicht mehr. Häufig ist es nämlich so, dass die Angehörigen selbst große Probleme haben, offen miteinander zu sprechen. Sie denken vielleicht: Das muss der/die Kranke doch merken. Das ist oft ein Trugschluss, deshalb ist es enorm wichtig, alles offen anzusprechen. Das schafft Klarheit, die dringend benötigt wird, um die richtigen Entscheidungen zu treffen.

»Sehen Sie, wie es Ihrer Tochter geht?«, fragt die Sozialpädagogin.

»Ja«, nickt Frau W. nach einer Weile. Ihre Tochter weint. Im weiteren Verlauf des Gesprächs zeigt sich, wie sehr die Mutter darunter leidet, eine solche Last für ihre Tochter zu sein und die Tochter sagt ihrer Mutter, dass sie sie gern pflegt – aber jetzt eben an ihre Grenzen gestoßen ist, besonders auch durch die Tatsache, dass der Hausarzt von Frau W. beim letzten Besuch meinte, nun würde es wohl nicht mehr lange dauern und ob Frau W. das nächste Weihnachtsfest erleben könne, stehe in den Sternen. Die Tochter hat Angst vor dem, was auf sie zukommt. Sie fühlt sich dem nicht gewachsen und es wird deutlich, dass sie sich auch überlastet fühlen würde, wenn sie ambulante Hilfe aus dem Hospiz bekäme. Es entwickelt sich ein sehr offenes Gespräch – das in dieser Art vielleicht nur durch die Anwesenheit der Sozialpädagogin möglich ist. Das Krankheitsbild von Frau W. wird dabei ebenso detailliert besprochen wie die alternativen Möglichkeiten zu einer Aufnahme ins Hospiz. Wie sehen die finanziellen Verhältnisse der Familie aus? Wäre eine 24-Stunden-Pflege finanziell machbar?

Frau W. möchte am liebsten zu Hause bleiben. Die Sozialpädagogin würdigt diesen Wunsch. Trotzdem zeigt sie die Realität auf. Dass die Tochter die Pflege nicht mehr übernehmen kann, dass Frau W. mehr Pflege braucht, als zu Hause geleistet werden kann, auch mit Hilfe eines Pflegedienstes und der Einschaltung des ambulanten Hospizdienstes. Für eine 24-Stunden-Betreuung fehlen die finanziellen Mittel.

Frau W. und ihre Tochter möchten in Ruhe noch einmal über alles nachdenken und auch mit ihrem Hausarzt sprechen. Zwei Tage später ruft Frau W. selbst im Hospiz an und bittet um Aufnahme. Der Entschluss ist ihr sehr schwer gefallen. Trotzdem bringt er Erleichterung: Frau W. hat ihn selbst gefällt. Die Tochter muss nicht das Gefühl haben, ihre Mutter gedrängt zu haben. Es wird ein weiterer Gesprächstermin vereinbart, bei dem dann auch der Zeitpunkt für die Aufnahme von Frau W. in das Hospiz beschlossen wird. Dort lebt sie sich schnell ein, und es geht ihr gut, bis sie nach fünf Wochen im Beisein ihrer Tochter friedlich stirbt.

Entscheidungen am Lebensende zu treffen, ist ungeheuer schwer. Es sind keine schönen Entscheidungen. Sie basieren auf einer harten Realität. Diese Realität wird von den Betroffenen gern – und verständlicherweise – ausgeblendet. Alles muss berücksichtigt werden, um einen Menschen dabei zu unterstützen, die richtige Entscheidung zu treffen. Sein körperliches und seelisches Befinden, das soziale Umfeld, die Familie, die Wohnsituation, finanzielle Verhältnisse und seine spirituelle Ausrichtung. Die richtige Entscheidung für sich kann ein Mensch auch nur dann fällen, wenn er über alle Möglichkeiten, die in Betracht kommen, Bescheid weiß. Dazu gehört vor allem anderen, nach den Wünschen zu fragen, um zu erfahren, wie sich der schwerkranke Mensch seine letzten Tage und Wochen vorstellt. Häufig heißt es dann: »Ich möchte gesund werden.«
Hier gilt es, ihm einfühlsam die Realität vor Augen zu halten. Unter Umständen müssen auch deutliche Worte fallen.

»Das Leben ist mir so wichtig. Ich lebe so gern, und ich denke überhaupt nicht daran zu sterben«, sagt die sehr schwer kranke 88-Jährige.
»Wie alt möchten Sie denn werden?«, fragt die Sozialpädagogin im Informationsgespräch.
Die alte Dame wird unsicher. Ein Stück Realität hat Einzug gehalten in ihr Bewusstsein. Sie ist 88 Jahre alt und hat ein langes Leben hinter sich. Was möchte und kann sie noch an Therapien ertragen. Wirklich noch eine Chemo? Darum geht es nämlich: Ob sie dieser Chemotherapie zustimmt, die eigentlich keine Aussichten auf Heilung bietet, oder ob man versucht, Wege zu finden, ihre letzte Lebenszeit so gut wie möglich zu gestalten.
»Ich nehme Sie als recht schwach wahr«, sagt die Sozialpäd-

agogin und fragt dann vorsichtig: »Was glauben Sie selbst denn, was Sie noch können? Was ist jetzt wichtig für Sie?«
Die Patientin bittet um Bedenkzeit und informiert am nächsten Tag nach einem ausführlichen Gespräch mit ihrem Arzt und ihrer Familie den Sozialdienst im Krankenhaus, dass sie sich nun doch gegen die Chemotherapie entschieden hat, die ja nicht zur Heilung führen, sondern lediglich die Chance bieten würde, ihr Leben vielleicht ein wenig zu verlängern – mit großen Einbußen an Lebensqualität. Letztlich ist es die Lebensqualität, für die sich die Patientin entscheidet, denn sie vermutet, dass es ihr in ihrem Zuhause, wo sie vom ambulanten Hospizdienst und von einem Pflegedienst sowie ihrem Sohn versorgt werden kann, bessergehen wird als im Krankenhaus mit Chemotherapie, auch wenn sie dadurch vielleicht ein paar Tage oder Wochen länger leben würde.

Die realistische Auseinandersetzung mit den Gegebenheiten ermöglicht es den Menschen, die das möchten, sich bewusst mit ihrer schweren Erkrankung und dem möglicherweise nahen Tod auseinanderzusetzen. Häufig wird nämlich immer nur die körperliche Seite thematisiert. Wo neue Metastasen aufgetaucht sind, was man dagegen tun kann, wie Verdauungsbeschwerden gelindert werden können, dass das neue Mittel Übelkeit hervorruft, dass eine Narbe schmerzt etc. Der innere Schmerz wird dabei häufig übersehen.
Wenn ein Mensch sehr krank ist, dann weiß er meistens auch, wie es um ihn steht. Doch manchmal glauben die Angehörigen, er wüsste es nicht. Das Thema wird vielleicht gemieden. *Das wird schon wieder,* heißt es dann, obwohl doch allen klar ist: Das wird nicht mehr. Wenn man nicht darüber spricht, kann man nicht entscheiden, wie die nächsten Schritte aussehen sollen. Die Sozialpädagogin achtet darauf, dass die

momentane Situation des Patienten und seiner Angehörigen wirklich realistisch betrachtet wird. Manchmal braucht es dabei bloß eine kleine Unterstützung, damit sich Patient und Angehörige einmal wirklich zuhören.

»Ich möchte dich gerne pflegen«, sagt die Frau zu ihrem Mann, der darauf besteht, ins stationäre Hospiz aufgenommen zu werden.
»Haben Sie gehört, was Ihre Frau da gesagt hat?«, fragt die Sozialpädagogin.
Plötzlich bricht es aus dem Mann heraus: »Aber ich will dir doch nicht zur Last fallen!«
»Wie kommst du denn auf diese Idee! Du fällst mir doch nicht zur Last!«

So deutlich hat das Ehepaar noch nie über seine Situation gesprochen. Viele Ehepaare neigen dazu, füreinander zu denken. Der kranke Partner will sich dem gesunden nicht zumuten, der gesunde Partner möchte seine mangelhaften Pflegekenntnisse nicht aufdrängen; beide wünschen sich insgeheim dasselbe: zusammenzubleiben und daheim bis zum Schluss. Viele Missverständnisse können in einem konstruktiven Gespräch geklärt werden. In der Regel wollen die Angehörigen das Beste für die Patienten, und die Patienten wollen das Beste für ihre Angehörigen. Der Kranke will den Angehörigen nicht zur Last fallen, und der Angehörige weiß manchmal nicht, wie er es ausdrücken soll, dass er sehr gern einen Teil der Fürsorge übernehmen möchte. In diesem System des sich gegenseitigen Schützens kommt es oft zu Entscheidungen, die eigentlich nicht ernst gemeint sind, sondern der Schonhaltung entsprechen, zum Beispiel: Es wäre besser für dich, wenn ich auf der Palliativstation bin, dann musst du mich nicht pflegen. Oder umgekehrt: Es wäre besser für dich, wenn du auf der Palliativstation wärst, dann wärst du professioneller versorgt und nicht meiner ungenügenden Kompetenz überlassen. Falls nicht mehr viel Zeit ist, sind solche Missverständnisse umso schmerzlicher. Indem alle Beteiligten offenlegen, was sie meinen – und das gelingt häufig leichter, wenn eine dritte, sozusagen unbeteiligte und noch dazu für solche Situationen geschulte Person dabei ist –, werden diese Missverständnisse aus dem Weg geräumt.

Manchmal führen solche Gespräche zu völlig neuen Sichtweisen.

Oft sind die Menschen nach solchen offenen Gesprächen erleichtert. Endlich. Endlich ist alles ausgesprochen. Man hat sich gegenseitig wahrgenommen in seinen Bedürfnissen. Dies gelingt allerdings nicht immer, aber die Fachkräfte engagieren sich sehr für das gegenseitige Verständnis, wobei darauf geachtet wird, dass auch »unbequeme« oder unterdrückte Emotionen wie Zorn oder Wut offenbart werden können.

Wenn Unausgesprochenes thematisiert wird, verliert es seine Macht, und mehr Realität kann zugelassen werden. Realität, die so wichtig ist, um die richtigen Entscheidungen zu treffen. Sehr häufig brechen die unausgesprochenen Emotionen an anderer Stelle auf. Da beschwert sich eine schwerkranke Frau, die von ihrem Mann zu Hause gepflegt wird, darüber, dass er nicht ordentlich genug putzt. Dann streiten sie. Manchmal jedoch ist es besser, unterdrückte Gefühle nicht zu aktivieren. Es ist nicht immer der richtige Weg, alles offenzulegen. Es kommt auf die spezielle Situation an. Die Erfahrung der HospizmitarbeiterInnen kann dabei helfen herauszufinden, was für Patienten und Angehörige in diesem Moment das Beste ist. Manchmal ist es eine Erleichterung, Gefühle auszusprechen, manchmal aber auch eine Belastung. Patentrezepte gibt es keine.

Eine schwer nierenkranke Frau, 67 Jahre alt, möchte keine Dialyse mehr. Ihr Ehemann trägt ihren Entschluss mit. Die beiden wissen nicht, wie sie diese Entscheidung gegenüber den Ärzten kommunizieren sollen, und bitten um ein Gespräch, weil sie noch einmal genau überprüfen möchten, ob ihre Entscheidung wirklich die richtige für sie ist und wie sie diese den Ärzten gegenüber ohne Zweifel vertreten können. In dem Gespräch wird genau überprüft, ob das Ehepaar sich über die Konsequenzen der Verweigerung der Dialyse klar ist. Die Frau wird sehr schnell sterben, wenn sie keine Dialyse mehr erhält. Kann der Mann dies wirklich mittragen? Ja, er kann.
Eine Woche später wird – nach einem ausführlichen Gespräch mit zwei Ärzten – die Dialyse eingestellt.

Um Menschen bei schweren Entscheidungen zu begleiten, muss man sie als Ganzes sehen. Nicht nur ihre Krankheit, sondern auch die psychische, physische, soziale und spirituelle Verfassung ist zu berücksichtigen – ebenso wie die der Angehörigen. Jeder Mensch ist anders, und auch die Beziehungen der Menschen sind verschieden. Es gibt Paare, die sehr offen und vertraut miteinander umgehen. Andere haben jahrelang gewisse Tabus voreinander gepflegt. Wie sollten sie jetzt auf einmal umschalten können? Und wer sagt überhaupt, dass sie das müssen? HospizmitarbeiterInnen – ob ehrenamtlich oder fest angestellt – müssen die gesamte Bandbreite menschlicher Verhaltensweisen akzeptieren und würdigen, vorausgesetzt, sie werden nicht über ihre Grenzen belastet. In ihrer gründlichen Ausbildung lernen sie, damit umzugehen, und zudem nehmen sie regelmäßig an Supervision teil, wo Grenzfälle besprochen werden können. Nie vergessen werden darf, dass die Situation, in der sich nicht nur die Patienten, sondern eben auch die Angehörigen befinden, alles auf den Kopf stellt. Nichts ist mehr normal. Es gibt keinen Alltag mehr.

Manche Menschen werden im Krankenhaus plötzlich mit der Diagnose »unheilbar« konfrontiert und vielleicht wird ihnen dann vom Sozialdienst im Krankenhaus ein Hospiz vorgeschlagen. Nie mehr nach Hause! Vielleicht sind sie mit der Vorstellung ins Krankenhaus gekommen, dass sie in ein paar Wochen wieder daheim leben. Und nun sollen sie sich für ein stationäres Hospiz entscheiden? Wenn ein Mensch dazu seine Einwilligung gibt und dennoch den großen Wunsch hat, noch einmal nach Hause zurückzukehren, kann das oftmals ermöglicht werden. Noch ein paar Tage, um Abschied zu nehmen – wobei die Betreuung zu Hause dann natürlich gewährleistet sein muss. Es kommt immer darauf an, was an Belastung körperlich überhaupt noch möglich ist. Daran orientiert sich das Informationsgespräch mit den MitarbeiterInnen vom Hospiz. Wenn ein Mensch an Atemnot leidet oder kaum mehr sprechen kann, wird das Gespräch anders geführt als mit einem Menschen, der sich noch sehr gut ausdrücken kann. Es gilt auch herauszufinden, was zu Hause vermisst wird. Manchmal ist es ein Haustier. In einigen Hospizen ist es möglich, dass ein Tier zu Besuch mitgebracht werden kann.

Wenn ein Informationsgespräch zur Aufnahme in das stationäre Hospiz im Krankenhaus stattfindet, drängt die Krankenhausbürokratie häufig auf eine schnelle Entlassung. Der Patient soll jetzt sofort einwilligen, damit das Bett frei wird. Manche Menschen jedoch möchten sich diese Entscheidung gründlich überlegen. Auch hier kann eine Hospizmitarbeiterin unterstützen, indem sie es durchsetzt, dass dem Patienten zumindest einen Tag lang Zeit zum Überlegen gegeben wird. Und dann können die nächsten Schritte geplant werden: Ein Arztgespräch? Das Hospiz besichtigen? Es noch einmal zu Hause versuchen?

Entscheidungen sind Prozesse, und die menschliche Seele ist langsamer als die Krankenhausmaschinerie. Aber Zeit muss sein. Mindestens eine Nacht. Darüber schlafen – und dann ja sagen. Oder nein. Manche Menschen kämpfen bis zum Schluss gegen ihre Krankheit und gegen ihren Tod und würden niemals in ein Hospiz gehen, da ihnen das erschiene, als hätten sie den Kampf aufgegeben, als würde es ihr Todesurteil beschleunigen. Auch das ist zu akzeptieren.

Manchmal dauert die Krankengeschichte eines Menschen schon so viele Jahre, dass er über nichts anderes mehr sprechen kann, als immer nur über seine Krankheit. Welche Untersuchungen, welche Therapien, welche Medikamente. Dann kann es wichtig sein, den Blick auf etwas anderes, außerhalb der Krankheit, zu lenken. Danach kann man zurückkehren und fragen: Wie geht es nun weiter? Der Blick von der Krankheit weg hat vielleicht Ressourcen geweckt, die nun bei der Entscheidungsfindung unterstützen können.

Die Aufgaben des ambulanten Hospiz- und Palliativ-Beratungesdienstes

EIN »NORMALER« VERLAUF OHNE KOMPLIKATIONEN – HERR W. STIRBT ZU HAUSE

Herr W., 70 Jahre alt, leidet seit zwei Jahren an Prostatakrebs. Nun haben sich multiple Knochenmetastasen, Lungenmetastasen und Lebermetastasen gebildet. Herr W. ist über seine Situation voll aufgeklärt und möchte zu Hause sterben. »Ich mag nicht mehr«, sagt er. »Ich möchte jetzt sterben.« Seitdem er erkrankt ist, wird er vor allem von seiner Frau und seinen beiden Kindern, Tochter und Sohn, gepflegt. Täglich einmal am Tag kommt ein Pflegedienst zur Grundpflege für 20 Minuten. Da die Krankheit fortschreitet, ruft die Tochter beim Hospiz- und Palliativdienst an, und es wird ein Termin für einen Hausbesuch vereinbart, den die medizinisch-pflegerische Palliativfachkraft, eine Krankenschwester mit onkologischer Berufserfahrung und einer Weiterbildung in Palliative Care (Palliative Pflege) mit den Schwerpunkten Schmerztherapie und Symptomkontrolle, am nächsten Tag wahrnimmt.
Zuerst wird die Schmerztherapie besprochen. Herr W. hatte bislang ein Schmerzpflaster, ein Opiatpflaster, das ihm grundsätzlich geholfen hat, aber nun offensichtlich nicht mehr ausreichend ist. Es wird besprochen, die Dosierung zu erhöhen. Der Vorteil eines Pflasters liegt darin, dass es nur alle drei Tage gewechselt werden muss. Außerdem braucht Herr W. bei einem Pflaster nichts schlucken, was ihn sehr entlastet, da er zunehmend unter Schluckbeschwerden leidet. Bei akuten Schmerzen schlägt die medizinisch-pflegerische Palliativfachkraft vor, Tropfen anstatt Tabletten einzunehmen und wenn

es nicht möglich ist, auf Tropfen auszuweichen, sollten die Tabletten gemörsert werden, um Herrn W. das Schlucken zu erleichtern. Außerdem schlägt sie noch diverse Änderungen der Medikation vor, die sie im Anschluss telefonisch mit dem Hausarzt von Herrn W. bespricht, der sich sehr kooperativ, ja geradezu erleichtert zeigt. Bislang ist dem Hausarzt beispielsweise entgangen, dass Herr W. noch immer ein blutdrucksenkendes Mittel einnimmt – was in seiner derzeitigen bettlägerigen Situation vollkommen überflüssig ist. Doch es geschieht oft, dass Medikamente jahrelang eingenommen und dann schlichtweg vergessen werden, weil sich eine Art Automatismus entwickelt. Medizinisch-pflegerische Palliativfachkräfte kontrollieren stets alle Medikamente und erstellen dann in Zusammenarbeit mit dem Hausarzt/der Hausärztin einen Medikamentenplan. Bei Herrn W. werden zudem ein Schilddrüsenmedikament und einige weitere Tabletten für und gegen dies und jenes entdeckt, die nun alle abgesetzt werden, um die Medikamente auf ein Minimum zu reduzieren. Medikamente haben Nebenwirkungen – und es geht darum, den Patienten so gut »einzustellen«, dass er so wenige Nebenwirkungen wie möglich ertragen muss. Ziel ist die optimale Medikation. Genau auf diesen Menschen und seine Bedürfnisse abgestimmt.

Ein weiterer Punkt, der besprochen wird, betrifft die Appetitlosigkeit und die Schluckbeschwerden des Patienten. Die medizinisch-pflegerische Palliativfachkraft gibt Tipps für die Mundpflege: kleine Spritzen, um den Mund anzufeuchten, ohne dass der Patient schlucken muss. Schluckbeschwerden gibt es bei fast allen Patienten vor dem Tod, sie entstehen durch Krankheiten oder gehören eben zum Sterbeprozess und sind mit der Mundpflege sehr gut zu behandeln.

Auch die erhöhte Bruchgefahr durch die Knochenmetastasen wird thematisiert. Herr W. kann nur schwer aufgesetzt werden und es ist sehr anstrengend für seine Angehörigen, ihn auf den Toilettenstuhl zu heben. Nachdem sich die medizinisch-pflegerische Palliativfachkraft einen Überblick über die Gesamtsituation verschafft hat, fragt sie Herrn W. und seine Angehörigen, ob er unbedingt auf den Toilettenstuhl gesetzt werden muss. Ob es nicht auch die Möglichkeit gibt, sich anders zu erleichtern. Einfühlsam erklärt die Palliativfachkraft den Gebrauch einer Einlage. Als sie wahrnimmt, dass ihr Vorschlag nicht gleich abgelehnt wird, sondern auf Zustimmung stößt, kann sie auch ein wenig lockerer vorgehen, was von allen Beteiligten sofort angenommen wird, und der Sohn macht schließlich sogar einen kessen Witz, nach dem Motto, er hätte sich ja nicht träumen lassen, seinen eigenen Vater einmal zu wickeln. Die Palliativfachkraft merkt, dass der Umgangston in dieser Familie sehr offen und herzlich ist. Dennoch ist die Umstellung auf eine Einlage eine psychologische Hemmschwelle, die oftmals nicht so problemlos gemeistert wird wie in dieser Familie. Am wichtigsten ist es natürlich für den Patienten selbst, dass er die Bereitschaft der anderen spürt, die Einlagen zu wechseln. Erfahrungsgemäß ist dies für die Angehörigen stets weniger problematisch als die Patienten dies häufig vermuten.

Abschließend erstellt die medizinisch-pflegerische Palliativfachkraft noch einen Notfallplan. Dieser Plan beinhaltet Maßnahmen, die ergriffen werden sollen, wenn sich die Lage des Patienten dramatisch verschlechtert: von der Gabe zusätzlicher Medikamente beziehungsweise einer Erhöhung der Dosis bis zum Ruf des ärztlichen Bereitschaftsdienstes. Die Angehörigen und der Patient werden detailliert aufgeklärt: Was bei seinem speziellen Krankheitsbild zu erwarten ist, womit man rechnen muss, was sehr gut auch zu Hause gemeistert werden kann – und wo die Hilfe von außen unabdingbar ist. Mit diesem Wissen fühlen sich Angehörige und Patienten meistens sicher, und es unterstützt sie auf ihrem Weg der Krankenversorgung in den eigenen vier Wänden. Denn manchmal führt die Unsicherheit zur vorschnellen Überweisung in ein Krankenhaus. Vieles, was auf den ersten Blick dramatisch aussieht, ist mit relativ wenig Aufwand unter Kontrolle zu bringen: Man muss nur wissen, wie. Der Notfallplan fasst alle Eventualitäten zusammen, die in dem jeweiligen speziellen Fall vorstellbar sind.

Schließlich regt die Fachkraft noch an, ein Krankenbett zu besorgen. Herr W. liegt nämlich noch im Ehebett, was absolut unzumutbar ist. Das Bett ist viel zu tief und fordert den Angehörigen Muskelkraft und einen Balanceakt ab, wenn sie den Kranken umlagern oder hochheben wollen. Ehefrau und Tochter leiden bereits unter starken Rückenschmerzen, wie sie nach einer Weile zögerlich zugeben, nur um gleich zu versichern: »Papa, das macht aber nichts! Das ist gar nicht schlimm!«

Als die Palliativfachkraft die Vorteile des Krankenbettes schildert – zum Beispiel, dass es elektrisch verstellbar ist –, sind alle Beteiligten sofort überzeugt. Herr W. drängt nun sogar auf das Bett, schließlich will er seine Familie entlasten. Die Palliativfachkraft telefoniert erneut mit dem Arzt, der sich umgehend mit der Krankenkasse des Patienten in Verbindung setzt und gleichzeitig ein Fax an die Firma schickt, die das Bett liefern soll. Und zwar mit Antidekubitusmatratze, um Wundliegen vorzubeugen. Auf die besorgte Frage der Angehörigen kann die Schwester sie beruhigen: Wenn der Arzt den Fall schildert, weiß die Krankenkasse, dass sie mit dem Bett »günstiger wegkommt«, als wenn der Arzt den Patienten in ein Krankenhaus einweist.

»Ich will in kein Krankenhaus!«, insistiert Herr W., und die medizinisch-pflegerische Palliativfachkraft und die Angehörigen können ihn beruhigen: Nun sei alles bestens in die Wege geleitet, um seinen weiteren Aufenthalt zu Hause so angenehm wie nur möglich für alle Beteiligten zu gestalten.

Als das Bett noch am selben Tag geliefert wird, sind Herr W.

und seine Familie nahezu sprachlos. Und auch die Palliativfachkraft wundert sich ein bisschen, als sie drei Tage später erneut vorbeikommt: »Das ist ein neuer Rekord!« Prinzipiell rät sie der Familie, in solchen Situationen, wo es um zusätzliche Anschaffungen geht, telefonisch bei der Krankenkasse anzufragen. Das persönliche Gespräch ist immer besser als ein umständlicher Schriftverkehr. »Und wenn etwas von der Krankenkasse abgelehnt wird, sich ruhig zu der nächsthöheren Instanz verbinden lassen!«

In der nächsten Woche bekommt Herr W. einen Butterfly. Diese kleine dünne Nadel mit einem kurzen Plastikschlauch wird gelegt, um wiederholte Einstiche zu vermeiden. Sie ermöglicht es den Angehörigen, Schmerzmittel zuzuführen, die Herr W. nun häufiger benötigt. Er wird auch sehr unruhig. Um diese Unruhe zu behandeln, wird ein bewährtes Medikament verschrieben. Selbstverständlich wird auf Herrn W.s Schluckbeschwerden geachtet. Überhaupt wird jeder Schritt ausführlich mit dem Patienten und seiner Familie besprochen. Alle Maßnahmen müssen durchführbar sein. Wenn ein Mensch beispielsweise Angst vor Ampullen hat, kann man keine Spritzen einsetzen etc.
Herr W. schläft mittlerweile viel. Es kommt zu Atempausen, und die Angehörigen sind in großer Sorge, was sie tun sollen, wenn die Atempausen länger werden. Sie wissen auch nicht, wie sie der Unruhe in den Wachzuständen begegnen sollen. Mit viel Zeit wird alles detailliert mit der Palliativfachkraft durchgesprochen. Sie telefoniert mit dem Hausarzt und er verschreibt Zäpfchen, falls die gemörserten Tabletten nicht mehr geschluckt werden können. Es wird vereinbart, den ärztlichen Bereitschaftsdienst zu rufen, wenn es gar nicht mehr anders geht. Im Moment ist die Situation zwar stabil, doch erfahrungsgemäß kann sich in den letzten Stunden vor dem Tod doch noch einiges ändern. Die Palliativfachkraft bereitet

alles für einen eventuellen Hausbesuch durch den ärztlichen Bereitschaftsdienst vor. Entscheidend sind hier die sogenannten Arztbriefe. Es ist von Vorteil, wenn sich ein neu hinzukommender Arzt gleich ein Bild machen kann. Eine Patientenverfügung von Herrn W. liegt bereits vor, dies ist ganz besonders wichtig: Herr W. hat für sich entschieden, auf keinen Fall in ein Krankenhaus eingewiesen zu werden. Sollte er selbst nicht mehr in der Lage sein, dies durchzusetzen, dokumentiert die Patientenverfügung seinen Wunsch, zu Hause zu sterben. Gegen seinen Willen kann Herr W. nicht ins Krankenhaus eingeliefert werden.
Als offensichtlich ist, dass Herrn W.s Tage, ja vielleicht sogar Stunden, gezählt sind, erkundigt sich die medizinisch-pflegerische Palliativfachkraft bei seinem Hausarzt, ob er kommen würde, wenn der Tod eingetreten sei. Der Hausarzt bittet, lieber den ärztlichen Bereitschaftsdienst zu rufen. Dies ist nicht unbedingt üblich. Viele Hausärzte kommen zu ihren verstorbenen Patienten und stellen den Totenschein aus. Das ist unkomplizierter, denn die Hausärzte kennen die Krankengeschichten ihrer Patienten. Insofern ist auch hier wiederum der Arztbrief wichtig, der einen Arzt, der gerufen wird, um den Totenschein auszustellen, seriös über die Diagnose informiert. Ohne klare Diagnose und Todesursache muss die Polizei eingeschaltet werden.

Zwei Wochen liegen zwischen dem ersten Besuch der Palliativfachkraft und dem Tod Herrn W.s. Er schläft einfach ein – und wacht nicht mehr auf. Genauso, wie er es sich gewünscht hat: Im Kreis seiner Familie, daheim.
Die Familie hat sich so sicher und gut beraten gefühlt, dass sie die Palliativfachkraft kein einziges Mal über Handy angerufen hat. Für die Palliativfachkraft ist dies ein »unkomplizierter Fall«. Denn alles verlief undramatisch und Herrn W.s Schmerzen und Symptome konnten gut gelindert werden. Für die

Familie bedeutet es sehr viel, ihren Ehemann und Vater in den letzten Stunden so nah begleitet zu haben. »Es ist irgendwie so rund«, versucht die Tochter zu beschreiben.

❀

Schmerztherapie, Symptomkontrolle, Krankheitsverlauf, Notfallplan – so lauten vier Themen, die das Arbeitsgebiet einer medizinisch-pflegerischen Palliativfachkraft beschreiben. Eine ambulante medizinisch-pflegerische Palliativfachkraft, die im ambulanten Hospiz- und Palliativ-Beratungsdienst tätig ist, besucht die Patienten zu Hause, im Krankenhaus, Pflegeheim oder auf der Palliativstation. Und manchmal auch an verschiedenen Orten. Wenn zum Beispiel ein Patient von zu Hause in ein Krankenhaus eingewiesen wird, wieder nach Hause kommt, auf die Palliativstation verlegt wird, wieder nach Hause kommt. Manchmal lernt die Palliativfachkraft einen Patienten auch im Krankenhaus kennen – um ihn dann nach der Entlassung nach Hause dort weiter zu betreuen. Es ist für die Patienten oftmals leichter, wenn sie mit »ihrer« ambulanten Palliativfachkraft bereits vertraut sind. Außerdem kann diese in der Zeit, in der ein Patient noch im Krankenhaus ist, bereits wichtige Maßnahmen einleiten. Zum Beispiel zusammen mit einer Sozialpädagogin, die ebenfalls eine Ausbildung in Palliative Care hat, bürokratische Hürden nehmen: Sich um einen Pflegedienst kümmern, der nach der Entlassung aus dem Krankenhaus tägliche Hausbesuche macht, finanzielle Hilfen beantragen, eine ehrenamtliche Hospizhelferin kontaktieren und so weiter. Es gibt vieles, um das man sich kümmern muss – und häufig sind die Angehörigen von all dem überfordert, ist es doch schon schlimm genug, dass der Vater, die Frau, der Onkel oder die Großmutter überhaupt in dieser traurigen Lage sind. Für Menschen ohne Angehörige ist diese Hilfe von außen natürlich erst recht wertvoll.

Manchmal haben Angehörige auch Angst, etwas falsch zu machen oder wissen nicht, wie sie mit den Schmerzen eines geliebten Menschen umgehen können. Leider sind die Möglichkeiten der Schmerztherapie und Symptomkontrolle in Deutschland noch relativ unbekannt. Ärzte und Pflegekräfte sind häufig unzureichend auf die Betreuung und Pflege Sterbender vorbereitet. Und auch auf die Betreuung der Angehörigen und ihre Ängste. Hier unterstützen die ambulanten Fachkräfte, indem sie sehr genau hinschauen: Gibt es Konflikte, die noch bereinigt werden sollten? Die Erfahrung zeigt, dass dies der bessere Weg ist, als sich später Vorwürfe zu machen: Ich hätte dies und jenes tun sollen, ich hätte dies und jenes sagen sollen.

Für die Angehörigen ist es auch eine große Hilfe, wenn sie wissen, dass sie jederzeit um Hilfe rufen können und Menschen in der Nähe sind, für die der Umgang mit solchen Situationen nicht so neu und fremd ist wie für sie selbst.

Sterbende Menschen geben Zeichen. Manchmal sind diese Zeichen sehr klein, sehr leise. Wenn ein Angehöriger selbst so große Angst vor dem Sterben, dem eigenen oder dem des Partners, Elternteils etc. hat, dann kann er diese Zeichen vielleicht nicht erkennen, die Gesprächsbitten nicht hören. Da ist es gut, wenn ein »Übersetzer« dabei ist, der diese Hinweise aufgreift und sie so achtungsvoll umsetzt, wie es die Beziehung der Menschen, die er unterstützt, erfordert. Wie tragfähig Beziehungen in solchen Krisenzeiten sind – das hängt davon ab, wie die zuvor verbrachte gemeinsame Zeit verlief, die gewissermaßen Ressourcen bildet für schwere Zeiten.

Ganz zentral im Blickwinkel der Palliativfachkräfte sind also – falls vorhanden – die Angehörigen, zu denen ein guter Kontakt aufgebaut wird. Dadurch kann beispielsweise verhindert werden, dass ein schwerkranker Mensch bei einer Verschlimmerung der Symptome sofort ins Krankenhaus eingewiesen wird, weil die überforderten Angehörigen völlig hilflos sind und sich keinen anderen Rat wissen. Der gute Kontakt zu den Angehörigen ermöglicht es, dass die Angehörigen sich mit allen Fragen an ihre Ansprechpartner aus dem Hospiz wenden können. Das ist oftmals der schnellste Weg zur Linderung ob körperlicher Symptome oder Unterstützung bei finanziellen Fragen wie zum Beispiel der Beantragung von Kostenübernahme durch soziale Träger.

Wie oft die medizinisch-pflegerischen Palliativfachkräfte nach den Patienten sehen, ist abhängig vom Bedarf. Manche Patienten werden jeden zweiten Tag besucht, manche einmal in der Woche – und manchmal braucht es jeden Tag einen Besuch. Das hängt ganz von der individuellen Situation ab. Ein täglicher Besuch ist jedoch nicht die Regel, zumal das, was die Palliativfachkräfte vorschlagen, Hand und Fuß hat. Das heißt, dass eine Umstellung der Medikamente in der Regel auch wirklich hilft. Und wenn es anderweitige Probleme gibt, dann werden andere Fachleute hinzugezogen. Die Palliativfachkraft versteht sich als eine Säule von vielen. Gemeinsam wird für das Wohl des Patienten gesorgt. Die Aufgaben des ambulanten Hospiz- und Palliativ-Beratungsdienstes umfassen dabei:

- Aufbau eines Betreuungsnetzes
- Einleitung und Durchführung von Schmerztherapie und Symptomkontrolle nach Absprache mit den behandelnden Ärzten
- Regelmäßige Kontrolle der eingeleiteten Maßnahmen
- Aufklärung über Angst machende, krankheitsbedingte Veränderungen
- Intensivierung der Betreuung bei Komplikationen
- Beratung und Anleitung von Pflegekräften in der palliativen Pflege
- Anleitung pflegender Angehöriger

- Ethisch-rechtliche Beratung zu Patientenverfügung und lebensverlängernden Maßnahmen
- Erstellen eines Notfallplans
- Förderung der Selbsthilfekräfte und Unterstützung der Familie
- Begleitung und Beratung bei besonderen Belastungen, sozialrechtlichen und persönlichen Fragen
- Einsatzleitung der ehrenamtlichen HospizhelferInnen
- Vermittlung zu und Zusammenarbeit mit anderen Fachdiensten
- Ansprechpartner für Hinterbliebene

Palliative Care für die Erhaltung der Lebensqualität

Ambulante Palliativfachkräfte sind Krankenschwestern und Krankenpfleger mit onkologischer Berufserfahrung und einer Weiterbildung in Palliative Care (Palliative Pflege) – so wird das umfassende Konzept für die Betreuung unheilbar kranker Menschen genannt. Ziel von Palliative Care ist die Erhaltung der Lebensqualität durch Linderung belastender Symptome und Steigerung des Wohlbefindens. Dies erfordert eine Auseinandersetzung mit Sterben, Tod und Trauer sowie mit den veränderten Pflegebedingungen angesichts begrenzter Lebenszeit. Um den vielschichtigen Problemen der Pflegepraxis sicher begegnen zu können, sind die Palliative-Care-Krankenschwestern und -pfleger fundiert ausgebildet. Früher gab es die Ausbildung in Palliative Care nur im Ausland, heute ist sie auch in Deutschland berufsbegleitend möglich. Kurse in Palliative Care werden nicht nur von Krankenschwestern und -pflegern besucht, sondern auch

von Medizinern, Sozialpädagogen, Menschen, die mit Schwerkranken arbeiten, zum Beispiel im psychosozialen Umfeld, und Seelsorgern. Durch die Gesundheitsreform, die am 1. April 2007 in Kraft getreten ist und eine flächendeckende spezialisierte ambulante Palliativversorgung der Bevölkerung im Gesetz verankert, wird das Berufsbild einer medizinisch-pflegerischen Palliativfachkraft in Zukunft an Bekanntheit und Bedeutung gewinnen.
Medizinisch-pflegerische Palliativfachkräfte verstehen sich nicht als Konkurrenz zum herkömmlichen Pflegepersonal, sondern als Ergänzung mit dem Ziel, den einzelnen Menschen zu würdigen und ihm individuell beizustehen, ohne dabei sein Umfeld aus den Augen zu verlieren, und immer mit dem Ansinnen, Lebensqualität zu erhalten oder zu verbessern. Lebensqualität hat sehr viel mit dem Ort zu tun, wo sich ein sterbender Mensch befindet, und deshalb ist für viele schwerkranke Menschen der Aufenthalt zu Hause auch so wichtig. Daheim, das ist ein vertrauter Ort. Das Krankenhaus ist fremd. Einem Menschen das Sterben an einem vertrauten Ort zu ermöglichen, ist ein Stück Lebensqualität, das auch in den letzten Tagen und Stunden große Bedeutung hat. Manchmal handelt es sich jedoch nicht um Tage oder Stunden, sondern um Monate oder sogar Jahre:

WIE DIE RICHTIGEN MASSNAHMEN LEBENSQUALITÄT VERBESSERN – FRAU B. MACHT WIEDER AUSFLÜGE

Frau B., 64 Jahre alt und schwer nierenkrank, war bereits zweimal zur Linderung ihrer Schmerzen und Symptomkontrolle auf der Palliativstation. Ihr gefällt es dort sehr gut. Sie ist Privatpatientin und hat schon mehrfach einen Blutaustausch bekommen. Die Palliativfachkraft hat Frau B. in größeren Abständen dreimal zu Hause und einmal im Krankenhaus besucht und nun lange nichts mehr von der Patientin gehört. Da ruft die Tochter an. Sie hat ihre Mutter in einem furchtbaren Zustand angetroffen: Völlig desorientiert, die Haut aufgekratzt, inkontinent – und ihr Vater, also der Ehemann von Frau B., absolut hilflos und überfordert daneben. Als die medizinisch-pflegerische Palliativfachkraft zwei Stunden später zu einem Hausbesuch eintrifft, hat sie den Eindruck, Frau B. würde diesen Tag nicht überleben. Die Hilfsmaßnahmen beginnen umgehend. Zusammen mit der Sozialpädagogin aus dem ambulanten Team, die ebenfalls sofort aktiv wird, organisiert die Palliativfachkraft einen Pflegedienst, ein Gespräch mit der Hausärztin, es wird ein Medikamentenplan erstellt, die Haut der Patientin wird fachkundig versorgt und gepflegt, und dann findet ein ausführliches Gespräch mit den beiden Angehörigen, Vater und Tochter, statt, die völlig verzweifelt sind. Die Patientin selbst blüht regelrecht auf, die kleinen Hilfen haben große Wirkung gezeigt, und schon am nächsten Tag geht es ihr wesentlich besser. Alle Maßnahmen zeigen eine vortreffliche Wirkung und eine Woche später wird der Patientin eine ehrenamtliche Helferin vorgestellt, zu der sie gleich einen guten Draht hat. Das Befinden der Patientin bessert sich so stark, dass sie nun wieder im Rollstuhl spazieren gefahren werden kann. Eine Betreuung durch eine medizinisch-pflegerische Palliativfachkraft ist derzeit nicht nötig, die ehrenamtliche Helferin kommt einmal in der Woche, und die Familienangehörigen sind sensibilisiert: Sollte es noch einmal zu einer so dramatischen Verschlechterung des Zustands der Patientin kommen, werden sie nicht so lange warten, ehe sie Hilfe holen.

Wenn ein Mensch Schmerzen hat, darf es keine Warteliste geben, da ist schnelles Handeln erforderlich. Häufig ist eine Linderung von Schmerzen relativ einfach zu erreichen. Viele Angehörige, die einen Patienten zu Hause pflegen, wissen das leider nicht. Woher auch? Sie haben keine medizinische Ausbildung, geschweige denn eine in Palliative Care. Doch manchmal weiß selbst Fachpersonal nicht, wie es mit schwerkranken und sterbenden Menschen umgehen soll. Das ist traurig und mehr als das: erschütternd und eigentlich unverständlich. Deshalb ist es so wichtig, Palliative Care einer breiten Öffentlichkeit bekanntzumachen. Schmerz und Leiden müssen nicht sein. Den Tod, den können wir nicht verhindern. Aber wir können ein Sterben ohne Würde, ein Dahinvegetieren und Schmerzen verhindern.
Die meisten Anfragen erreichen das Hospiz telefonisch und von Angehörigen oder Fachstellen wie Krankenhaussozialdiensten, niedergelassenen Hausärzten, ambulanten Pflegediensten. Patienten selbst fragen selten an. Wenn ein Patient keine Angehörigen hat, die ihn zu Hause pflegen können, ist es natürlich schwierig – aber nicht unmöglich. Selbstverständlich braucht er Hilfe, aber eben nicht unbedingt rund um die Uhr, wie nachfolgende Fallgeschichte zeigt.

AM WICHTIGSTEN IST DER KLARE KOPF – HERR L. BEFÜRCHTET, DURCH MORPHIUM »ZU VERNEBELN«

Herr L., 68 Jahre alt, leidet an Nierenkrebs mit Knochenmetastasen. Sein Onkologe hat sich an das ambulante Hospiz gewendet wegen einer Schmerzanamnese, das heißt, auf der Palliativstation soll der Schmerz genauer analysiert werden: Welche Art von Schmerz, wie häufig, wie stark, brennend oder stechend, dumpf oder grell etc. Diese Informationen sind wichtig, um die richtigen Medikamente in der richtigen Dosis zu finden. Herr L. möchte auf keinen Fall Morphium. Das sagt er auch sofort der medizinisch-pflegerischen Palliativfachkraft, die ihn auf der Palliativstation besucht, um ihn kennenzulernen. Später wird sie Herrn L. zu Hause besuchen und dort weiter betreuen.

»Welchen Orden bekommen Sie dafür, dass Sie Ihre Schmerzen aushalten?«, fragt die Palliativfachkraft.

Der Patient lächelt schwach. Ein erster Kontakt ist hergestellt.

Die Palliativfachkraft erklärt Herrn L., dass er jetzt bereits die Vorstufe von Morphium erhält.

»Ich habe Angst, dass ich durch Morphium vernebelt werde. Ich will einen klaren Kopf«, formuliert der Patient seine Sorgen.

»Deshalb sind Sie hier«, erwidert sie. »Wir möchten Ihren Schmerz so genau wie möglich definieren, um Ihnen dann genau die Dosis an Medikamenten zu geben, die Ihre Schmerzen lindert und Sie am wenigsten beeinträchtigt. Dies wird Schritt für Schritt erreicht. Man kann das heutzutage sehr genau dosieren.«

Herr L. stimmt zu und es gelingt, ihn sehr gut »einzustellen«. Er bekommt ein spezielles Medikament gegen seine Nervenschmerzen, und es wird versucht, andere Wege zu finden, als immer nur das Schmerzmittel zu erhöhen. So ist es zum Beispiel möglich, durch Medikamente zum Abschwellen Druckschmerz zu lindern oder ganz verschwinden zu lassen.

Nach 14 Tagen ist Herr L. schmerzfrei, geht wieder spazieren und fährt im Taxi ohne Begleitung zum Arzt. Er fühlt sich klar im Kopf, und er weiß, dass er so lange wie möglich in seiner Wohnung bleiben will. Seine berufstätige Lebensgefährtin, die in einer anderen Wohnung lebt, sieht mindestens einmal am Tag nach ihm, bringt ihm Essen, versorgt ihn, schläft oft bei ihm und ist immer über Handy erreichbar. Herr L. ist zufrieden mit dieser Situation. Er ist sehr gern allein und fände es »übertrieben«, wenn jemand rund um die Uhr bei ihm wäre. Herr L. hat ein sehr intensives Leben gehabt, auf das er gern zurückblickt, und er schätzt es, dass sein Kopf klar ist. Das ist für ihn das Wichtigste.

Es gelingt, diesen Zustand einige Wochen zu halten, dann klagt Herr L. über Müdigkeit und dass er sich nicht mehr wohl fühlt. Er wird erneut an die Palliativstation vermittelt, wo es auch diesmal sehr schnell gelingt, ihn gut einzustellen. Nach einer Woche wird Herr L. wieder nach Hause entlassen. Er kann erneut spazieren gehen, und sein Kopf ist klar.

Diesmal dauert es nicht so lang bis zum nächsten Einbruch, und so geht es noch einige Male hin und her zwischen der Palliativstation und einer neuen Einstellung der Medikamente und der Wohnung von Herrn L. Mittlerweile ist auch ein Pflegedienst engagiert, und die Lebensgefährtin schläft jede Nacht bei Herrn L. und versorgt ihn sehr gut. Herr L. möchte nicht, dass sie ständig bei ihm ist, weil er seine Autonomie behalten möchte. Und den klaren Kopf eben. Seitens der Menschen, die ihn begleiten, wird alles getan, um das auch zu erreichen.

Schließlich spitzt sich die Situation zu. Beine und Bauch des Patienten schwellen an. Ein ehrenamtlicher Hospizhelfer wird nun engagiert, der Herrn L. im Taxi zum Arzt begleiten soll. Bislang hat Herr L. einen ehrenamtlichen Helfer abgelehnt. Wie gesagt, er möchte so gut wie möglich allein zurechtkommen. Doch eines Tages geht es nicht mehr. Die Beine schwellen nicht ab trotz Lymphdrainage, hinzu kommt Atemnot, diesmal hilft auch die Blutübertragung nicht, Herr L. leidet unter starker Übelkeit und dann kommt es auch noch zu unstillbarem Erbrechen. Herr L. kann von der Palliativstation nicht mehr nach Hause entlassen werden. Er erklärt sich bereit für die Aufnahme im Hospiz. »Die letzte Station«, sagt er.

Dies ist ein bewegender Moment. Von der Palliativstation führt noch ein Weg nach Hause. Doch vom Hospiz nur in den allerseltensten Fällen. Zehn Tage später stirbt Herr L. im Hospiz. Seine Lebensgefährtin ist bei ihm. Die Begleitung durch das Hospiz dauerte von Januar bis Juli.

Je länger eine Begleitung währt, desto besser lernen sich Palliativfachkraft, Angehörige und Patient kennen. Die Palliativfachkraft muss jedoch auch in der Lage sein, eine Situation sehr schnell einzuschätzen. Dazu braucht sie gute Menschenkenntnis. Häufig hat sie nicht lange Zeit, um die beste Behandlung für einen Menschen herauszufinden. Das heißt, sie muss auf die kleinsten Details reagieren können, um die Situation richtig einzuschätzen – ohne sich jedoch zu sehr »hineinziehen« zu lassen. Professionalität steht an vorderster Stelle. Mit Mitleid ist keinem geholfen. Weder dem Patienten noch den Angehörigen. Die Palliativfachkräfte achten sehr darauf, nicht Teil eines »verzweifelten Systems« zu werden. Dabei hilft ihnen natürlich der ständige Kontakt mit ihrem Team, in dem alle Fälle durchgesprochen werden, sowie die Supervision. Die Hospizbewegung ist eine starke Gemeinschaft: Ein multidisziplinäres Team, in dem Pflegekräfte und Sozialarbeiter mit hauptamtlichen und ehrenamtlichen Hospizhelfern, mit Fachdiensten, Medizinern, Pflegediensten, Haushaltshilfen und Sozialdiensten gemeinschaftlich arbeiten.
Die gute Menschenkenntnis ist auch hilfreich, wenn es darum geht herauszufinden, wie viel sich Angehörige zumuten können. Zwar wird es zuweilen sehr gewünscht, zu Hause zu sterben, es ist jedoch nicht immer möglich, weil kein tragfähiges Netzwerk von Angehörigen da ist. Dann ist es besser, ins Hospiz zu gehen. Dort ist die Umgebung zwar nicht vertraut, doch die fürsorgliche, würdevolle und liebevolle Pflege

versucht, das auszugleichen. Manchmal gibt es zwar Angehörige, doch sie sind völlig überfordert. Das kann tragisch enden: Nicht selten achten die pflegenden Angehörigen so wenig auf sich, dass sie selbst schwer erkranken und es gar nicht merken. Im letzten Jahr geschah es im Christophorus Hospiz Verein e.V. zweimal, dass Ehefrauen von hospizlich betreuten Männern vor ihren Männern starben. Das ist besonders traurig und zeigt, wie wichtig das Augenmerk der HospizmitarbeiterInnen auf die Angehörigen ist. Es geht nicht nur darum zu sehen, ob ein Netzwerk von Freunden und Angehörigen vorhanden ist, es geht vordringlich darum festzustellen, wie stabil es ist und es dort, wo es brüchig zu werden droht, zu stärken – was zum Beispiel auch mit einer vorübergehenden Aufnahme in die Palliativstation zur Entspannung der häuslichen Situation geschehen kann.

Jeder Fall ist anders. In der Hospizarbeit gibt es keine Patentlösungen, sondern immer nur individuelle Wege.

Was Patienten und Patientinnen brauchen – das kann ganz unterschiedlich sein. So meldete sich einmal eine völlig begeisterte Patientin telefonisch im Hospiz. Die Palliativfachkraft war am Vortag bei ihr zu Hause gewesen und nun ging es ihr schon viel besser, und zwar so gut, dass sie »wieder staubsaugen konnte«.

Es steht niemandem zu, darüber zu entscheiden, was Lebensqualität für einen anderen Menschen bedeutet. Und es ist wunderbar, dass es Menschen gibt, die sich die Mühe machen, genau das herauszufinden. Ohne sich und ihre Vorstellungen mit einzubringen oder sich aufzudrängen. Die dem anderen Menschen vorurteilsfrei und vorstellungsfrei begegnen, als sei er ein weißes Blatt Papier. Und dann das in die Wege leiten, was für diesen Menschen wichtig ist. Auch Gespräche werden niemandem aufgedrängt. Wenn Patienten signalisieren, dass sie über etwas sprechen möchten, dann wird dieser Faden gerne aufgenommen. Doch niemand wird zu irgendetwas gezwungen. Stets und immer stehen die persönlichen und individuellen Wünsche des Patienten im Vordergrund.

❁

DIE FRAGE NACH DEM WARUM – HERR K. FINDET EINEN SEELSORGER

Sechs Monate nach seiner Hochzeit wird bei dem 26-jährigen Herrn K. ein inoperabler Hirntumor festgestellt. Trauer und Schmerz sind überwältigend. Die Familie ist wie gelähmt, die junge Ehefrau ein einziger verzweifelter Schrei. Warum? Warum? Warum?

Der Patient reagiert mit sehr viel Aggressivität. Auch gegen seine Eltern: Ihr habt mir diese Krankheit vererbt!

Die Eltern wenden sich schließlich an das Hospiz. Als die medizinisch-pflegerische Palliativfachkraft zum ersten Besuch erscheint, verwehrt der Patient ihr den Eintritt in sein Zimmer. Sie kommt wieder. Und noch einmal. Und dann darf sie endlich herein. Dieser Patient möchte sprechen. Er möchte nicht nur medikamentös »eingestellt« werden. Er möchte sein Warum in die Welt hineinschreien. Und das tut er. Wie seine Frau. Die Palliativfachkraft zieht nach einigen Tagen einen Seelsorger hinzu, weil sie intuitiv das Gefühl hat, diese beiden Menschen würden gut zusammenpassen. Nachdem der Patient dem Seelsorger auch zuerst den Eintritt in sein Zimmer verwehrt hat, entwickelt sich dann in vielen Gesprächen eine tiefe Bindung zwischen den beiden, und der junge Mann stirbt nach einem halben Jahr tatsächlich in Frieden. Seine Ehefrau hat diesen Frieden noch nicht gefunden. Sie wird vom Hospiz weiter betreut in einer Trauergruppe.

❁

Manche Menschen können auch dann nicht über den Tod reden, wenn er schon sehr nahe gerückt ist. Da kann es vorkommen, dass die Hospizkräfte auf Bitten der Angehörigen als »Palliativdienst« oder einfacher Pflegedienst »eingeschleust« werden. Dagegen spricht auch nichts. Wieso sollte jeder Mensch, der bald sterben wird, über das Sterben sprechen? Auch das Schweigen ist zu akzeptieren. Alles ist zu akzeptieren. Und wieso sollten nur jene Menschen versorgt werden, die »tapfer« ihrem bevorstehenden Tod ins Auge sehen? Manches Mal geschieht es allerdings, dass ein Mensch, der alles, was mit Sterben und Tod zusammenhängt, rigoros gemieden hat, dann doch plötzlich das Gespräch über dieses Thema sucht.

Wenn ein Mensch sich wünscht, zu Hause zu sterben und ihm das gelingt, dann hat sich sein letzter Wille erfüllt. Das ist ein gutes Gefühl für die Angehörigen. Und es ist auch ein guter Beginn für die nun folgende Trauerzeit.

Zu Hause sterben

Einige Menschen können sich vielleicht gerade noch vorstellen, einen Menschen zu Hause sterben zu lassen – doch mit einem Toten allein in der Wohnung zu sein? Ist das nicht unheimlich? Die meisten Menschen, die das erleben, finden es sehr schön, wenn sie noch eine Weile Zeit haben, sich von dem nun verstorbenen geliebten Menschen zu verabschieden. Manchmal ist eine Palliativfachkraft anwesend, wenn ein Mensch stirbt, oder eine ambulante Hospizhelferin. Sie sorgen dann meistens für die nötige Ruhe und wissen auch, was zu tun ist. Wie wäre es zum Beispiel, wenn man den Verstorbenen oder die Verstorbene nun waschen und ankleiden würde? Für manche Angehörige ist dies sehr, sehr schön. Ein letzter Dienst. Bewusster Abschied.

... Aber muss man nicht schnell einen Bestatter anrufen? Nein, man muss nicht. Es ist noch ein bisschen so wie früher, manche älteren Menschen erinnern sich an die Totenwache. Da waren Opa oder Oma gestorben, und die Familie saß beim aufgebahrten Leichnam und hielt Totenwache. Letzte Gelegenheit für das eine oder andere Zwiegespräch. Eine Zeit für Erinnerungen, Tränen, Melancholie, Glück und Weisheit, für das ganze kunterbunte Leben, das nun vergangen war.

Weitgehend unbekannt ist die Tatsache, dass es in Deutschland auch heute noch die Möglichkeit gibt, sich mit einer Art Totenwache von einem verstorbenen Menschen zu verabschieden. In den verschiedenen Bundesländern gelten unterschiedliche Regeln, doch es ist gestattet, einen verstorbenen Menschen etwa eineinhalb Tage an seinem Sterbeort zu lassen. In manchen Fällen kann das auch durch eine Sondererlaubnis verlängert werden. Am besten, man erkundigt sich bei einem Bestattungsunternehmen. Prinzipiell räumt der Gesetzgeber nach der Erstellung des Totenscheins 36 Stunden Zeit für den Abschied ein. Die genauen gesetzlichen Grundlagen lauten, dass die Aufbahrung in Privathäusern für 36 Stunden möglich ist

- nach Ausstellung der Todesbescheinigung durch einen Arzt/eine Ärztin.
- wenn der verstorbene Mensch keine ansteckende Erkrankung hat.
- wenn keine Obduktion geplant oder angeordnet ist.
- der Aufbahrungsraum von Wohnraum und Küche getrennt ist.
- wenn ein Bestattungsunternehmen den Transport des gestorbenen Menschen vom/zum Aufbahrungsort übernimmt.

Auf diesen letzten Abschied müssen auch jene Menschen nicht verzichten, deren Angehörige im Krankenhaus verstorben sind. Leider gibt es nur sehr wenige Krankenhäuser, die einen Raum für solche Zwecke zur Verfügung stellen. Doch der Gesetzgeber gestattet es den Angehörigen, einen verstorbenen Menschen aus dem Krankenhaus mit nach Hause zu nehmen und dort aufzubahren. Gerade unmittelbar nach dem Tod glätten sich die Gesichter, und viele Menschen finden es anrührend und befreiend, das friedliche Gesicht ihres geliebten Verwandten und Freundes zu betrachten.
Manch einer findet die Idee einer Aufbahrung vielleicht seltsam. Warum eigentlich? Zeigt dieses irritierende Gefühl, das viele überkommt, die nicht wussten, dass diese Regelung existiert, nicht unsere Entfernung vom Tod, vom Sterben, von allem, was damit zusammenhängt? Die Erfahrung zeigt eines mit Sicherheit: Ein gelungener, ein runder, ein schöner Abschied von einem sterbenden Menschen ist der erste Baustein für die Zukunft ohne diesen Menschen. Angehörige, die sich wirklich gut verabschieden können, haben es in ihrer Trauer nicht so schwer wie andere, die gar keinen Abschied nehmen konnten oder deren Abschied von schrecklichen Erinnerungen überschattet ist.

Das stationäre Hospiz

Von der Bundesarbeitsgemeinschaft (BAG) Hospiz sind im Februar 2007 in Deutschland 1450 ambulante Hospizdienste erfasst, 151 stationäre Hospize und 139 Palliativstationen. Je nach Bundesland und Region schwankt die Versorgung der Bevölkerung zwischen sehr gut bis ungenügend. Einen führenden Platz in der hospizlichen Versorgung nehmen Nordrhein Westfalen und Rheinland-Pfalz ein. Bayern bewegt sich im Mittelfeld, in der Landeshauptstadt München ist die Lage sehr gut. Auf München und hier besonders das Christophorus Hospiz Verein e.V. nimmt auch dieses Buch häufig Bezug. Obwohl die einzelnen Hospizvereine in ihrer Arbeitsweise unterschiedlich sein mögen und auch keine für ganz Deutschland einheitlichen Kosten angegeben werden können, sind die Inhalte der Hospizarbeit gleich. Das Ziel ist es, eine neue Kultur von Sterben und Leben zu fördern und das Leiden Sterbenskranker zu lindern, ihnen das Verbleiben in ihrer vertrauten Umgebung zu ermöglichen und auch ihren Angehörigen beizustehen.

Ziel der Hospizbewegung ist es also nicht, noch viele weitere stationäre Hospize zu gründen, sondern die Versorgung der schwerkranken und sterbenden Menschen dort, wo es gewünscht wird, durch ambulante Palliativdienste zu Hause zu ermöglichen.

Aufnahmekriterien für das stationäre Hospiz

Hospize sind keine elitären Einrichtungen: Sie stehen allen Menschen offen, die gesetzlich krankenversichert sind. Auch viele Privatkassen haben sich den gesetzlichen Regelungen angeschlossen. Sollten Sie privat versichert sein, fragen Sie am besten bei Ihrer Krankenkasse nach. In seltenen Fällen nehmen Hospize auch Menschen auf, die nicht krankenversichert sind. Dies wird von Fall zu Fall, von Hospiz zu Hospiz individuell gehandhabt. Allerdings werden in ein stationäres Hospiz ausschließlich Menschen aufgenommen, die aufgrund der Komplexität ihrer Erkrankung weder zu Hause noch in einem Pflegeheim versorgt werden können. Um in ein stationäres Hospiz aufgenommen zu werden, muss der Patient über seine unheilbare Krankheit aufgeklärt sein und wissen, dass dort die kurative Therapie eingestellt wird, weil keine lebensverlängernden Maßnahmen mehr durchgeführt werden, sondern nur noch lebenserleichternde. Die Lebenserwartung des Patienten muss auf eine Zeit von drei, maximal vier Monaten begrenzt sein.

Die Vorbereitung einer Hospizaufnahme ist äußerst gründlich. Viele Gespräche werden im Vorfeld geführt. Mit den Patienten, mit Ärzten und Angehörigen. Meistens kommen die Menschen eher zu spät ins Hospiz, es ist nicht mehr viel Zeit, sich »einzugewöhnen«. Die durchschnittliche Verweildauer beträgt bundesweit 22 Tage, bei einem sehr großen Teil der Patienten jedoch auch nur 11 Tage. Sicher wünschen sich die Mitarbeiter in den Hospizen manchmal, die Patienten wären früher gekommen, weil dann mehr Zeit wäre, um eine Beziehung aufzubauen. Andererseits aber sollten sie so erfahren sein, dass es auch möglich ist, in kurzer Zeit sehr viel zu bewirken. Es ist eine große Herausforderung ihres Berufs, trotz der Kürze der Zeit noch Wege zu finden, den sterbenden

Menschen zu erreichen – wenn er das möchte. Und es auch zu akzeptieren, wenn er das nicht möchte.

Wenn die Aufnahme ins stationäre Hospiz vereinbart ist, wird ein Vertrag mit dem Hospiz abgeschlossen – wie beispielsweise auch mit einem Pflegeheim. Dies ist gesetzlich vorgeschrieben, um Kündigungsfristen, Leistungen, Haftung, etc. zu regeln. Jeder neue Bewohner wird herzlich willkommen geheißen. Blumen stehen auf dem Nachttisch, das Zimmer ist liebevoll hergerichtet. Wenn ein Bewohner direkt aus dem Krankenhaus und dort womöglich aus einem Vierbettzimmer kommt, ist die Erleichterung erst einmal groß: Ruhe! Vielleicht sogar ein Einzelzimmer! Von Anfang an soll der Bewohner spüren, dass er hier mehr findet als nur eine Krankenstation. Dies ist aller Voraussicht nach sein Zuhause für den Rest seines Lebens. Und hier wird er

- zu jeder Zeit als selbstverantwortliche und mündige Person geachtet.
- nach den Grundsätzen von Palliativmedizin und Palliativpflege von körperlichen Beschwerden befreit.
- trotz des nahenden Lebensendes seine individuellen Interessen verfolgen und Anteil am täglichen Leben haben können.
- bei Schwierigkeiten unterstützt, zum Beispiel Verständigung und Versöhnung in der Familie oder Regelung sonstiger persönlicher Angelegenheiten.
- bei Fragen nach Glauben und Sinn des eigenen Lebens verständnisvolle, hilfsbereite Freunde und Seelsorger finden.

Voraussetzung für die Aufnahme im Hospiz ist das Einverständnis des Betroffenen. Dieses Einverständnis muss sich mancher regelrecht abringen. Davor steht die detaillierte

Aufklärung des zukünftigen Bewohners. Er weiß absolut Bescheid über seine Situation: Er wird aller Voraussicht nach keine drei Monate mehr leben. Wie er diese drei Monate verbringt – ob er hineinfindet in sein Schicksal oder dies längst geschafft hat, ob er sich auflehnt oder in eine Depression verfällt, im Widerstand stirbt oder im Frieden – alles darf sein. Und manchmal gibt es ja noch eine ganz besondere Freude ...

DER SCHÜTZENKÖNIG – HERR R. AUF DER WEIHNACHTSFEIER

Herr R., 73 Jahre alt, stammt aus einem kleinen Dorf in der Nähe von München. Er bezieht ein Zimmer im stationären Hospiz, weil seine Frau ihn zu Hause nicht mehr pflegen kann, da sie zeitweise unter Wahnvorstellungen leidet und ihren Mann schon einmal mit einem Messer bedroht hat. Sehr gern erzählt Herr R. von seinen Erfolgen im Schützenverein, auch Schützenkönig ist er mehrere Male gewesen. Als der Zivildienstleistende im Hospiz erfährt, dass die Weihnachtsfeier im Schützenverein ansteht, begleitet er Herrn R. ein letztes Mal in »sein« Dorf zu »seinem« Verein. Herr R. ist überglücklich, noch einmal seine Kameraden im Schützenheim zu sehen, und der Zivi aus Bremen lernt an diesem Abend sehr viel über das bayerische Brauchtum ...

Solche kleinen Ausflüge machen die Grundprinzipien der Hospizbewegung lebendig, die folgendermaßen lauten:

- Es geht um den einzelnen Menschen mit seinen individuellen Bedürfnissen auf allen Ebenen.
- Der Mensch wird als soziales Wesen betrachtet, das heißt, dass sein Umfeld – Angehörige und Freunde – mit einbezogen wird.
- Jeder Mensch wird von einem interdisziplinären Team aus Ärzten, pflegendem Personal, Psychotherapeuten Sozialarbeitern, Physiotherapeuten, Seelsorgern etc. begleitet, je nachdem, was gerade vonnöten ist.
- Niemandem soll aus finanziellen Gründen ein würdiges Sterben versagt bleiben. Wo Geld fehlt, wird alles darangesetzt, es zum Beispiel durch Spenden aufzubringen.
- Die Weltanschauung oder religiöse Überzeugung eines Menschen wird geachtet. HospizmitarbeiterInnen drängen ihre eigene religiöse Überzeugung niemandem auf, sie verleugnen sie allerdings auch nicht, wenn sie danach gefragt werden. Wahrhaftigkeit steht im Umgang mit den Bewohnern absolut im Vordergrund, ist Ausdruck der Würde, die ihnen entgegengebracht wird.

Alltag im stationären Hospiz

Ein schwarzweißer Hund läuft schwanzwedelnd über den Flur im stationären Christophorus Hospiz Verein e. V. in München. Der Hund verschwindet in einem Zimmer. Kommt wieder raus. Läuft an einem Servierwagen vorbei. Darauf Apfelkuchen. Duftend. Die ganze Station riecht danach. Station? Hier erinnert kaum etwas an ein Krankenhaus. Zwei junge Frauen in Jeans und Pullovern klopfen an ein Zimmer. Sie sind Krankenschwestern mit einer Zusatzausbildung in Palliativer Pflege, Palliative Care genannt. Sie sehen nicht aus wie Krankenschwestern. Hier ist alles anders als im Krankenhaus. Hier gibt es auch keine Patienten. Bewohner werden die Menschen genannt, die hier leben ... und sterben. Der schwarzweiße Hund ist nun in einem Zimmer verschwunden, und die Tür wird geschlossen. Haustiere dürfen zu Besuch kommen. Es darf auch geraucht werden – wer bettlägerig ist, wird gebeten, das unter Aufsicht zu tun. Alkohol gibt es ebenfalls. Nicht im Übermaß, aber wer ein Bier möchte oder ein Glas Wein, bekommt es. Die Hauswirtschafterin fragt die Bewohner, was sie gerne essen, und richtet ihren Speiseplan danach aus. Für Extrawünsche gibt es ein offenes Ohr. Sie werden sowieso viel zu selten geäußert, findet die Hauswirtschafterin, der es leid tut, dass die meisten Bewohner keinen richtigen Appetit mehr haben. Am Ende des Lebens ist der Hunger häufig klein. Eis ist sehr beliebt bei schwerkranken Menschen.

Der Mensch, der ins Hospiz kommt, hat eine weite Strecke hinter sich. Manchmal brauchte es Jahre, um diese Strecke zurückzulegen, manchmal ging es ganz schnell: Diagnose im Sommer, Hospiz im Herbst.

Das stationäre Hospiz ist nur eine Säule der Hospizbewegung, das ganze »Gebäude« setzt sich zusammen aus:

- Palliativstationen
- Palliativen Pflegediensten
- Ambulanten Einrichtungen wie Hospizgruppen und Hospizinitiativen, die sterbende Menschen zu Hause oder in anderen Einrichtungen wie zum Beispiel Pflegeheimen begleiten
- Ambulanten Hospiz- und Palliativ-Beratungsdiensten

Für die meisten Menschen ist das stationäre Hospiz eine Endstation, und deshalb wollen sie eigentlich nicht hierher. Die Diagnose lautet unheilbar, die Lebenserwartung ist beschränkt. Es kann nichts mehr getan werden.

Nichts mehr?
Im Krankenhaus kann vielleicht nichts mehr getan werden, doch im stationären Hospiz kann noch sehr viel geschehen. Denn der Mensch ist ja noch nicht tot. Er ist am Leben. Und dieser letzte Rest an Leben, den er hierher gerettet hat, soll nun so gut wie möglich für ihn verlaufen. Ohne Schmerzen. Mit Lebensqualität. Und mit allem, was für ihn wichtig ist. Die letzten Wochen, Tage und Stunden.

Respekt und Fürsorge

Respekt und Fürsorge – so lautet die Gratwanderung, die die Hospizbewegung mit jedem neuen Bewohner aufs Neue ausbalanciert. Wer ein Zimmer in einem Hospiz bezieht, ist »austherapiert«: Es gibt keine Heilung mehr. Die Schulmedizin hat den Kampf gegen die Krankheit aufgegeben.
Die Menschen, die in ein Hospiz kommen, haben alle unterschiedliche Geschichten. Vielleicht haben sie lange gegen ihre Krankheit gekämpft oder sie gleich akzeptiert. Vielleicht sind sie noch immer damit beschäftigt, innerlich zu verarbeiten, dass sie überhaupt so schwer erkrankt sind. Vielleicht leiden sie an Schmerzen, vielleicht fühlen sie sich einsam. Vielleicht lehnen sie sich gegen den Tod auf, weil sie doch so gerne leben wollen und es noch so viel zu tun gäbe. Oder sie sind einfach müde. Oder dankbar. Oder still. Oder deprimiert. Und so unterschiedlich die Menschen sind, so unterschiedlich sind auch ihre Angehörigen und Freunde, die sie besuchen, wiederum mit ihren eigenen Geschichten, ihrem Kummer über den bevorstehenden Abschied, ungelösten Fragen, Problemen; es kommen Angehörige, die seit Jahren keinen Kontakt mehr zu dem sterbenden Menschen hatten,

und es gibt Versöhnungen – oder eben auch nicht, denn manches Mal bleibt eine Tür geschlossen für einen Besucher. Wer hier hereindarf, um ihn zu besuchen, das bestimmt der Bewohner. Seine Bedürfnisse stehen im Mittelpunkt. Er ist kein Sterbender, den man schon abgeschrieben hat, er ist ein Mensch mit einer bestimmten Geschichte. Mit Hoffnungen. Mit seiner Vergangenheit. Ein einzigartiger Mensch.

❁

»Hier ist es so schön, ach, so verwöhnt worden bin ich noch nie!«, schwärmt die 86-jährige Bewohnerin, die seit einer Woche hier ist.

Ein 63-jähriger Bewohner staunt, als die Atemtherapeutin Gefühle von Leichtigkeit und Lebensfreude in ihm erweckt, die er schon längst vergessen geglaubt hat.

Die 70-jährige Bewohnerin bricht in unstillbares Weinen aus, als ihr eine Schnabeltasse gebracht wird, weil es anders nicht mehr geht. Die Pflegekraft setzt sich neben sie. Nach einer Weile flüstert die Bewohnerin mit um Fassung ringender Stimme, dass es nun also keinen Weg mehr zurück gibt, dass es ihr ja immer schlechter geht, dass sie schon nicht mehr normal trinken kann. Aber früher war sie doch eine aktive Frau. Konnte laufen und springen und war immer so fit und ist durch die halbe Welt gereist. Auf der Straße hat man sich nach ihr umgedreht, so federnd war ihr Schritt. Und jetzt? Nur noch die Schnabeltasse. Boten des Abschieds. Bald schon. Kein Zurück.

❁

Einen eigenen Arzt gibt es im Hospiz nicht, die Betreuung der Bewohner erfolgt durch deren Hausärzte. Es gibt einige Ärzte, die eng mit dem Hospiz zusammenarbeiten, sie übernehmen auch Patienten, die keinen Hausarzt haben oder deren Hausärzte keine Hausbesuche machen. In Bayern zum Beispiel bekommt ein Arzt für den Hausbesuch bei gesetzlich Versicherten noch nicht einmal 20 Euro für den Weg. Behandlung oder Beratung werden zwar extra vergütet, aber davon kann man nicht leben, so dass die Hausbesuche zusätzlich zur normalen Praxisarbeit geleistet werden müssen. Das ist manchen Ärzten zu aufwendig. Hier die Ärzte in die Pflicht zu nehmen, ist sicher der falsche Weg. Hausbesuche müssten besser entlohnt werden, beziehungsweise sollte es in Palliativmedizin ausgebildete Ärzte geben, die im ambulanten Bereich tätig sind – und davon auch ihren Lebensunterhalt bestreiten können.

Innenansicht eines Hospizes

Die Räume im Christophorus Hospiz Verein e. V. sind sehr hell und die Einrichtung ist gut durchdacht. Das Mobiliar in den Zimmern ist mit Rollen versehen, damit die Bewohner sich so einrichten können, wie sie es gerne möchten. Sie sind nicht auf die Klingel am Bett angewiesen, sondern tragen einen uhrähnlichen Piepser am Handgelenk, womit sie ein Signal auslösen können. So können sie sich überall im Haus und im Garten frei bewegen. Selbstverständlich können sie das Gelände verlassen. Doch dies ist nur manchen Bewohnern möglich – die dann vielleicht von Angehörigen oder von ehrenamtlichen Hospizhelfern zu kleinen Ausflügen abgeholt werden. Es gibt einen großen Garten, eine Cafeteria, wo die

Bewohner, für die das noch möglich ist, ihre Mahlzeiten einnehmen können. Auch Angehörige können sich hier mit Kaffee, Tee und Kuchen versorgen oder mitgebrachtes Essen in einer Mikrowelle erwärmen. Es gibt einen Raum der Stille und mehrere Gruppenräume, in denen Veranstaltungen und Fortbildungen abgehalten werden, sowie ein großes gemütliches Wohnzimmer mit einer Kinderecke mit Spielzeug. Für Kinder ist es manchmal sehr belastend, wenn sie lange zu Besuch im Hospiz sind, und so können sie sich hier ablenken. Alle Türöffnungen sind so breit, dass Betten hindurchgeschoben werden können. Das ist wichtig, wenn zum Beispiel im großen, lichtdurchfluteten Wohnzimmer ein Fest veranstaltet wird und der Bewohner bettlägerig ist. Manchmal gibt es das tatsächlich: Abschiedsfeste – wie auch Hochzeiten und Taufen, Kircheneintritte und Rituale mit Freunden. Das Hospiz ist nicht nur ein Ort, um zu sterben. Es ist auch ein Ort, um zu leben. Selbstverständlich besteht die Möglichkeit, bei einem Bewohner im Zimmer zu übernachten, man kann jedoch auch in einem separaten Raum übernachten. Die meisten Menschen allerdings wollen ganz nah beieinander sein. Jede Stunde ist kostbar.

Die gesamte Konzeption des Hauses ist durchdacht. Alles signalisiert den Bewohnern: *Ihr seid willkommen. Unser Ziel ist es, dass es euch gutgeht.* Im Christophorus Hospiz Verein e.V. in München sorgen dafür vierzig festangestellte Mitarbeiterinnen und Mitarbeiter. Dass sie alle gern hier arbeiten, merkt man sofort, wenn man dieses Haus betritt. Die Stimmung hier ist … fröhlich, tatsächlich fröhlich. Obwohl doch … ja, was eigentlich? Gestorben wird? Im Hospiz erscheint es zuweilen so, als würde das Leben hier eine ganz besondere Kraft ausstrahlen.

Vier Pflegekräfte arbeiten auf der Station tagsüber und zwei in der Nacht. Eine Pflegekraft betreut vier Menschen, und zwar immer dieselben. Pflegekraft und Bewohnern fällt es

somit leichter, eine persönliche Beziehung aufzubauen und auch Freunde und Angehörige kennen ihre Ansprechpartner. Zusätzlich arbeiten zahlreiche gut ausgebildete ehrenamtliche HospizhelferInnen auf der Station.
Außergewöhnlich zuvorkommende, freundliche und herzliche Umgangsformen bestimmen die Atmosphäre in diesem Haus. Wo sich Menschen begegnen, wird Augenkontakt gesucht, Nähe hergestellt, werden Achtsamkeit und Würde geschenkt. Das klingt nach Ruhe und Beschaulichkeit – aber in Wirklichkeit leisten die MitarbeiterInnen hier kräftezehrende Arbeit. Sie haben ja nicht viel Zeit. Wenn ein Anruf kommt, muss rasch reagiert werden. Die Anrufe, die eintreffen, sind Notrufe. Eine Frau hat einen vor Schmerzen wimmernden Mann zu Hause im Bett liegen und weiß nicht, was sie tun soll, weil sie ihn im Krankenhaus nicht mehr nehmen wollen. Ein Patient mit geringer Lebenserwartung bittet um eine Hausführung. Ein verzweifelter Mann bittet um Hilfe, weil seine Frau trotz ihrer Patientenverfügung gegen ihren Willen mit einer Magensonde ernährt werden soll. Und so geht es Tag für Tag und auch in der Nacht. Notrufe. Schnell merken die hilfesuchenden Menschen, dass sie hier im Hospiz endlich an der richtigen Adresse sind. Manche hatten vielleicht das Gefühl, es gäbe gar keine Adresse für sie. Wohin mit einem schwerkranken Menschen, den das Krankenhaus nicht mehr will, der für das Pflegeheim zu jung ist und der zu Hause nicht mehr versorgt werden kann? Oder wenigstens nicht so, dass es für alle Beteiligten tragbar ist. Dem sterbenden Menschen und seinen Angehörigen individuell, flexibel, lösungsorientiert und schnell zu helfen, das leisten die Mitarbeiter in einem Hospiz. Sie empfinden ihre Arbeit als sinnvoll – obwohl die Patienten nicht wieder gesund werden. Die Frage nach der Gesundheit spielt hier keine Rolle. Sterben ist nicht ungesund. Es geht einfach darauf zu, und das wird akzeptiert. Die Menschen, die hier arbeiten, wissen, dass auch in

den letzten Wochen noch Lebensqualität gewonnen werden kann. Dass gerade in den letzten Tagen noch vieles geklärt werden kann, was für einen sterbenden Menschen sehr wichtig ist. Indem sie es ihm so »leicht« wie möglich machen, geben sie ihm auch die Gelegenheit, sich mit diesen Dingen auseinanderzusetzen: wenn er es möchte. Manche Menschen möchten das nicht. Doch wenn jemand signalisiert, dass er jetzt gerne über etwas Bestimmtes sprechen möchte, dann kann er das tun, oder es wird versucht, die Person zu finden, mit der der sterbende Mensch gerne Kontakt hätte.

»Ich möchte jetzt gern beten«, sagt die 73-jährige Bewohnerin zu einer ehrenamtlichen Hospizhelferin.
Die Hospizhelferin kann sie nicht vertrösten nach dem Motto: Am Freitag kommt der Seelsorger, gedulden Sie sich bis dahin. Man kann nicht wissen und schon gar nicht planen, wann solche Gefühlsregungen auftauchen, häufig nachts, wenn die Bewohner nicht schlafen können. Deshalb muss jeder, der im Hospiz arbeitet, darauf vorbereitet sein und wissen, wie er damit umgeht. Die Wünsche der Bewohner können nicht auf die lange Bank geschoben werden. Also wird die Hospizhelferin entweder selbst mitbeten oder – wenn sie das nicht möchte – jemand anderen bitten, dies zu tun. Und zwar jetzt. Nicht erst am Freitag.
Wahrhaftigkeit steht im Vordergrund. Das ist auch die Basis für den würdevollen Umgang miteinander. Vorgespielte oder geheuchelte Zustimmung oder Unterstützung wird von schwerkranken und sterbenden Menschen häufig gut durchschaut. Auch wenn sie körperlich vielleicht nicht mehr in der Lage sind, Großes zu leisen: Ihre Sinne sind oftmals sehr wach, und sie spüren, wer sie wertschätzt und würdigt.
Im Krankenhaus geht es um das Erkennen und Behandeln von Krankheiten. Im Hospiz geht es um die Behandlung und Betreuung von kranken Menschen. Im Krankenhaus möchte

man eine Krankheit therapieren. Die Bewohner im stationären Hospiz wissen, dass ihre Krankheit nicht mehr zu heilen ist. Die Hilfe, die sie hier bekommen, ist nicht heilend, sondern palliativ, also lindernd.
Nicht jeder Bitte um Aufnahme in das stationäre Hospiz kann entsprochen werden. Manche Patienten sind »zu gesund«: Ihre Lebenserwartung beträgt länger als drei Monate oder sonstige Anforderungen werden nicht erfüllt. Die Ablehnung der Aufnahme ins stationäre Hospiz bedeutet allerdings nicht, dass es überhaupt keine Möglichkeiten der Begleitung gibt, zum Beispiel durch den ambulanten Hospiz- und Palliativdienst oder den palliativ-geriatrischen Dienst. Oder es wird eine 24-Stunden-Pflege zu Hause organisiert, beim Schriftverkehr mit der Krankenkasse geholfen. Ein Nein heißt nicht wirklich nein, meistens wird eine Lösung gefunden.
Und es gibt immer wieder einmal einen besonderen Fall, in dem die HospizmitarbeiterInnen manchmal weit über ihre Grenzen gehen ... und dies im wörtlichen Sinn:

HEIM IN DEN SÜDEN – HERR P. AUF SEINER LETZTEN REISE

Herr P., 57, ist Grieche. Er lebt schon lange in Hamburg. Nun ist er an Lungenkrebs erkrankt und der Wunsch, noch einmal seine Heimat zu sehen, dort auch zu sterben, ist groß.
In der Heimat zu sterben, das ist für viele Menschen ein brennendes Bedürfnis. Sie haben in Deutschland gearbeitet und dann geht es dem Ende zu – und da möchten sie zurück. Nach Hause. Nach Kroatien oder Ungarn, Italien oder Polen. Die Organisation einer solchen Reise ist zeitaufwendig und kompliziert. Viele Fragen sind zu berücksichtigen: Gibt es einen Arzt am Heimatort, dem die Versorgung des Kranken angetragen

werden kann? Wie sieht das Angehörigennetz aus? Wie viel kann gegebenenfalls an Opiaten in das Land eingeführt werden? Ist der Patient überhaupt reisefähig? Wenn es um eine Flugreise geht: Mit welcher Linie? Nicht alle nehmen Patienten an Bord. Auch der Transport zum Flughafen ist kompliziert. Der normale Sanka darf innerhalb des Flughafens nicht fahren. Und schließlich die Finanzierung des Krankentransports. Früher war es einfacher als heute, mit einer Krankenkasse darüber zu verhandeln, ob sie den Krankentransport bezahlte – schließlich sind die Kosten im Heimatland des Patienten für dessen Versorgung meistens geringer als in Deutschland. Heute jedoch gestalten sich solche Verhandlungen zunehmend schwierig.

Alle diese Fragen müssen sehr schnell geklärt werden – Herr P. hat nicht mehr viel Zeit. Und er hat nicht genug Geld, um die Reise zu bezahlen. Seine Krankenkasse bezuschusst sie nicht. Schließlich wird im Hospiz ein privater Spender für den Krankentransport gefunden, und Herr P. kann seine Reise in die Heimat antreten.

Auch die Pflegekräfte im stationären Christophorus Hospiz Verein e.V. sind einfallsreich. Vor einigen Jahren war eine Frau im Wachkoma auf der Station. Bewegungslos lag sie mit offenen Augen in ihrem Bett. Da hatten die Schwestern die Idee, sie bei ihren Pausen zu integrieren. Die Frau wurde in einen Rollstuhl gesetzt und ins Stationszimmer gefahren. So war sie einige Wochen lang bei jeder Pause mit dabei. Dann geschah ein kleines Wunder: Die Patientin wachte wieder auf. Sie lebt heute noch, kann sogar wieder sprechen. Dies ist leider kein typischer Fall. Das Pflegepersonal allerdings hat er sehr motiviert, auch weiterhin ungewöhnliche Wege zu gehen – erfindungsreich und manchmal mutig.

Auch Angehörige und Freunde werden begleitet

Es ist ein großes Anliegen der Hospizbewegung, den Angehörigen, wann immer sie es brauchen, beizustehen, damit sie weiterhin für ihre Angehörigen sorgen können.

»Wie geht es Ihnen?«, fragt die Sozialarbeiterin im Hospiz.
Frau U. bricht in Weinen aus. Sie ist es nicht gewöhnt, dass sich jemand um sie kümmert. Seit Monaten fragen alle nur nach ihrem Mann, der einen schweren Schlaganfall hatte. Auf und ab, Hoffen und Bangen, Frau U. hat sich aufgerieben, erst zwischen den Krankenhäusern und Ärzten, später im Spagat zwischen der Familie, den Besuchen auf der Palliativstation und dann bei der Pflege zu Hause. Herr U. war ein so aktiver Mann. Er hat die Fußballjugend trainiert und war ständig mit dem Alpenverein unterwegs. Und jetzt kommen von überall her Karten und Anrufe, und alle wollen wissen: Wie geht es ihm? Schafft er es?
Frau U. gibt es eigentlich gar nicht mehr. Manchmal kommt sie sich vor wie eine leere Hülle. Und plötzlich wird sie gefragt: »Wie geht es Ihnen?« Frau U. kann die Frage nicht beantworten. Sie weint und kann lange nicht mehr aufhören.

Wenn es den Angehörigen schlechtgeht, geht es auch den sterbenden Menschen schlechter. Um wirklich zu helfen, muss man das gesamte System stabilisieren, nicht nur eine Seite.
Elisabeth Kübler-Ross formulierte dies sehr deutlich: »Die

Sterbenden sind das geringere Problem. Das größere Problem sind die Angehörigen, denn sie müssen mit den Erfahrungen des Lebens und des Sterbens weiterleben.«

Häufig initiieren die Angehörigen den Erstkontakt mit dem Hospiz und kommen dann auch zu einem ersten Gespräch. Äußerst selten sind sie dabei in Begleitung ihrer kranken Angehörigen, die meistens zu schwach dafür sind. Es wird dann ein Hausbesuch oder eben ein Besuch auf der Palliativstation oder im Pflegeheim oder Krankenhaus vereinbart, um mit dem Patienten persönlich zu sprechen. Gespräche mit Angehörigen können sehr lange dauern und sehr intensiv sein. Oft bricht zuerst einmal die ganze Krankengeschichte aus den Angehörigen heraus. Der Schrecken, die Hoffnung, das Leid, die Versuche, der Krankheit »Herr« zu werden, die Rückschläge, die Therapien, die Verzweiflung, die Wut. Häufig richtet sich diese Wut gegen Ärzte. Die etwas zu spät erkannt haben. Die keine richtige Auskunft geben. Die einen von oben herab behandeln. Die keine Zeit haben. Diese Klage der Angehörigen wird sehr ernst genommen, und es wird ihr der Raum gegeben, der nötig dafür ist. Wenn sich die Angehörigen dann ausgesprochen und vielleicht auch ausgeweint haben, wird überlegt, was nun geschehen soll. Die Schlüsselfrage ist zunächst einmal: Weiß der erkrankte Mensch, dass die Angehörigen oder ein Arzt das Hospiz kontaktiert haben? Und vor allem: Will er das? Wenn jemand es ablehnt, ins Hospiz zu gehen, wird er nicht aufgenommen. Manche Menschen sind allerdings nicht mehr selbst entscheidungsfähig, zum Beispiel bei neurologischen Erkrankungen oder Alterskrankheiten wie Demenz. Dann geht es um Fragen der gesetzlichen Betreuung und Vollmachten.

ENDLICH EINMAL AUSSCHLAFEN – HERR A. KANN NICHT MEHR

Frau A., 66 Jahre alt, wird von ihrem Mann zu Hause gepflegt. Zunehmend leidet sie an Atemnot. Diese geht einher mit Angstanfällen, was die Atemnot verschlimmert. Wenn sie Atemnot bekommt, wird ihr Mann »kopflos«. Er ist völlig chaotisch, weiß nicht mehr, was er zuerst tun soll, was seiner Frau noch mehr Angst macht. Herr A. ist seit einigen Tagen in engem telefonischen Kontakt mit dem Hospiz und unendlich dankbar für den Zuspruch und die Unterstützung, die er dort erhält. Noch kann er sich nicht vorstellen, seine Frau ins stationäre Hospiz zu bringen, doch seine vormals abwehrende Haltung weicht allmählich auf, denn er merkt ja selbst, dass er sich mit seiner Frau in einer Panikspirale befindet, die ihnen beiden nicht guttut.

Seine Frau ist unentschlossen. Heute will sie ins stationäre Hospiz, morgen lieber doch zu Hause bleiben und übermorgen wegen ihrer Atemnot am besten auf die Palliativstation. Herr A. ist mit den Nerven fix und fertig. Er hat schon lange nicht mehr richtig geschlafen. Darüber regt sich seine Frau fürchterlich auf: »Jetzt schlaf doch endlich!«, verlangt sie. Kaum merkt sie, dass er wirklich eingeschlafen ist, weckt sie ihn, weil sie es rücksichtslos findet, dass er einfach schläft, während sie womöglich stirbt. Frau A. möchte, dass man bei ihr »alles versucht«. Auch eine Reanimation. Oder vielleicht doch nicht? Sie ist hin- und hergerissen, sagt etwas, nimmt es zurück, widerspricht sich. Herr A. kennt sich schon lange nicht mehr aus. Er will alles richtig machen und weiß nie, wie er es seiner Frau recht machen kann. Sie ist doch seine große Liebe, seit 37 Jahren schon.

Als Frau A. schließlich eine Lungenembolie entwickelt, kommt sie auf die Palliativstation und von dort ins Hospiz. Herr A. ist rund um die Uhr bei seiner Frau und schläft auch nachts in ihrem Zimmer. Die »fremde« Umgebung tut den beiden gut, oft sitzen sie schweigend beisammen, halten sich bei den Händen und schauen Fotos von früher an.

❁

In den allermeisten Fällen ist es sehr schmerzhaft für die Angehörigen, sobald sie merken, dass die Pflege ihres Liebsten zu Hause nicht mehr klappt, und wenn sie das vor sich selbst zugeben, sind sie häufig schon sehr, sehr erschöpft und längst weit über ihre Grenzen gegangen. Oft werden die Pflegeanforderungen, je näher es dem Tod zugeht, immer größer. Da reicht es dann nicht mehr, dass der ambulante Pflegedienst viermal am Tag kommt. Vielleicht müssen Wunden versorgt werden, vielleicht kann der Patient nicht mehr schlafen, ist unruhig oder leidet unter Panikanfällen – und so gibt es auch für die pflegenden Angehörigen kaum Möglichkeiten der Erholung. Manchmal bringen sie es auch nicht über sich, gewisse Hilfen wie zum Beispiel Spritzen zu geben. Und schließlich kommt der Zeitpunkt, an dem sie selbst nicht mehr können. Dann suchen sie keinen Beistand für sich, sondern möchten, dass ihr Angehöriger besser versorgt wird, als es ihnen möglich ist.

❁

Frau I. hat ihre Mutter jahrelang gepflegt. Zwei Wochen nach dem Tod der Mutter wurde bei Frau I.s Mann eine sehr schnell fortschreitende Krebserkrankung diagnostiziert. Frau I. ist von der Pflege ihrer Mutter noch völlig erschöpft. Der Zustand ihres Mannes verschlechtert sich rasant. Frau I. kann nicht mehr. Und sie ist verzweifelt, weil es ihr nicht gelingt, ihrem Mann dieselbe Pflege angedeihen zu lassen, die sie ihrer Mutter schenken konnte. Sie quält sich mit Selbstvorwürfen. Als Herr I. ins stationäre Hospiz aufgenommen wird, wo er auch bestens aufgehoben ist, da sich seine Pflege durch die Wundversorgung sehr aufwendig gestaltet, kümmern sich die Sozialarbeiter in vielen Gesprächen um Frau I. Allmählich kann auch sie sich eingestehen, dass es so besser ist für ihren Mann und für sie selbst. Eines Tages stellt sie sogar fest: »Wenn mein Mann zu Hause wäre, wäre ich völlig erschöpft von der ständigen Pflege. Da er nun hier im Hospiz so gut gepflegt wird, kann ich mich um die anderen Dinge kümmern. Ich kann ihm beim Essen helfen und einfach bei ihm sein, ihm vorlesen und an seinem Bett sitzen und gemeinsam mit ihm atmen. Das ist eigentlich auch sehr schön, dass ich jetzt die Gelegenheit und Ruhe dazu habe, weil ich das andere eben nicht mehr leiste. Ich kann mich ihm jetzt mehr zuwenden, weil ich ihn nicht mehr umfassend pflege.«

Manchmal haben Angehörige das Gefühl, ihre Verwandten oder die Nachbarn würden sie für kaltherzig halten, wenn sie einen Verwandten im stationären Hospiz »abstellen«. Dies kann so massiv werden, dass seitens des Hospizes auch einmal eingegriffen wird:

Frau O. pflegte ihren Mann monatelang sehr intensiv und steht kurz vor dem völligen Zusammenbruch. Der Mann leidet an Hirnmetastasen und schläft fast gar nicht mehr. Im Wachzustand versucht er die Wohnung zu verlassen. Sehr schwer nur kann sich Frau O. durchringen, den mittlerweile auch für geschäftsunfähig erklärten Mann im Hospiz aufnehmen zu lassen. Der Bruder des Mannes setzt ihr massiv zu. Sie würde sich nicht richtig um ihren Mann kümmern etc. Ein Sozialarbeiter im Hospiz bittet den Bruder zu einem klärenden Gespräch, das dann dazu führt, dass der Bruder seine Vorwürfe einstellt. Für Frau O. ist es belastend genug auch ohne diese Vorwürfe. Sie stammt von einem kleinen Dorf, und dort ist es nicht üblich, dass man seine Angehörigen »einfach weggibt«. Der soziale Druck kann enorm sein – und hier sind die HospizmitarbeiterInnen ganz besonders aufmerksam, diese Last mit den Angehörigen zu besprechen und sie, wenn möglich, auch zu erleichtern.

Manche Menschen haben eine unüberwindbare Angst vor Toten und können sich absolut nicht vorstellen, eine »Leiche« in ihrer Wohnung zu beherbergen. Vielleicht sind sie abergläubisch, fürchten sich vor Geistern oder hatten in ihrer Vergangenheit ein traumatisches Erlebnis mit dem Tod. Wenn sich herausstellt, dass jemand befürchtet, seine Wohnung nicht mehr betreten zu können, weil hier ein Angehöriger verstorben ist, ist dies absolut zu respektieren und spricht natürlich für die Aufnahme des sterbenden Menschen im Hospiz. Vielleicht ist es dann sogar möglich, durch ein Sterben in Würde und Frieden das Trauma und die Angst zu lösen – und dann beim nächsten Mal anders damit umzugehen.
Eine weitere wichtige Frage in Bezug auf die Angehörigen betrifft die Kinder. Gibt es welche, wie gestaltet sich der Kontakt zu ihnen? Nicht selten haben Eltern und Kinder jahre-, jahrzehntelang nichts voneinander gehört, und nun stellt sich die Frage: Möchte ich meine Kinder oder Eltern noch einmal sehen? In einfühlsamen Gesprächen mit dem Patienten wird dies dann eventuell thematisiert. Manchmal sind es allerdings gar nicht die Patienten selbst, die das ansprechen, sondern Angehörige: Da gibt es noch ein Kind oder einen anderen wichtigen Menschen. Hier ist es die Aufgabe der Hospizmitarbeiter, mit viel Feingefühl herauszufinden, was der Bewohner möchte.

Schwere Schicksale, bewegte Lebensgeschichten, Trennungen, Verzweiflung – die Biographien der Bewohner sind manchmal äußerst tragisch. Es gibt Bewohner, die sind vom Leben so gebeutelt, dass sie gar nicht mehr sprechen wollen. Voller Trauer haben sie sich zurückgezogen in sich selbst. Manchmal unerreichbar. Dies ist eine schwierige Situation für die BetreuerInnen. Doch selbstverständlich wird auch der Rückzug akzeptiert. Dennoch wird nicht versäumt, immer wieder Gesprächs- und Kontaktangebote zu machen. Das muss nicht nur verbal geschehen. Vielleicht ist auch eine Atemtherapie oder Kunsttherapie ein Weg. Oder eine Begleiterin, die mit einer Patientin zusammen singt. Einfallsreichtum und Flexibilität sind gefragt. Und Intuition.

DIE WEGGESTÜRMTE DEPRESSION – FRAU K. IN EINER AUSSTELLUNG

Frau K., 44 Jahre alt, Lektorin, glücklich verheiratet und Mutter von drei Kindern, ist an Brustkrebs erkrankt. Sie hat nicht mehr lange zu leben. Und sie kann nicht einmal mehr lesen. Das ist das Schlimmste für Frau K., die so gerne lesen möchte, aber es geht nicht mehr, sie kann sich nicht konzentrieren. Sie liegt in ihrem Bett, starrt zur Decke und verschließt sich immer mehr. Fällt in dieses schwarze Loch, in das manche Bewohner im Hospiz fallen – ich bin 44, ich will leben! –, kommt nicht mehr raus, spricht kaum mehr. Einem Mitarbeiter des Hospizes, im selben Alter wie Frau K., geht dieses Schicksal ganz besonders nah, und er überlegt, wie er Zugang zu Frau K. finden könnte. Zu dieser Zeit gibt es in München eine große Franz-Marc-Ausstellung. Der Mitarbeiter hat eine Eingebung. »Frau K., gehen Sie mit mir in die Franz-Marc-Ausstellung?«, fragt er.
Das erste Wunder geschieht. Frau K. nickt. Das zweite Wunder

ist der Wind, der den beiden auf dem Weg zur Ausstellung ins Gesicht bläst. Der Hospizmitarbeiter schiebt den Rollstuhl gegen den pfeifenden Wind, Frau K. sitzt aufrecht, schnell ziehen die Wolken am tiefblauen Himmel. Es ist kalt und die Luft ist klar. Als die beiden in der Ausstellung ankommen, sind ihre Gesichter vom Sturm gerötet. Drei Stunden lang geleitet der Hospizmitarbeiter Frau K. von Bild zu Bild. Sie muss ihm gar nicht sagen, wann sie weiter möchte, er weiß es. Sie hat ihm gestattet, Kontakt mit ihr aufzunehmen. Sie hat sich geöffnet. Für die großen farbigen Bilder des Franz Marc. Sie muss nicht lesen, sie kann auch ohne Buchstaben mit allen ihren Sinnen noch etwas aufnehmen.
Der Zustand von Frau K. stabilisiert sich nach diesem Ausflug so gut, dass sie wieder nach Hause kann – was bei Hospizbewohnern im Übrigen sehr selten vorkommt – und dort im Kreis ihres Mannes und ihrer drei Kinder stirbt.

❁

Manchmal bekommt ein Bewohner überhaupt keinen Besuch. Niemand kommt. Niemand kann gefragt werden, worüber sich Herr oder Frau X. vielleicht freuen könnte. Manche Bewohner reagieren abweisend auf die Angebote, die ihnen im Hospiz gemacht werden. Auch damit lernen die MitarbeiterInnen umzugehen. Und wenn es ihnen einmal schwer fällt, die Haltung eines Bewohners zu akzeptieren, können sie sich Unterstützung im Team holen. Für manche HospizmitarbeiterInnen sind aber gerade die »schwierigen« Fälle eine ganz besonders Herausforderung. Ziel ist es bei jedem Menschen, ihn so sein zu lassen, wie er das möchte – natürlich im Rahmen der Hausordnung des stationären Hospizes.
Manche Bewohner bekommen sehr viel Besuch. Manchmal ist ein bestimmter Besuch auch ein Grund dafür, warum ein Mensch gerne ins stationäre Hospiz zieht: Hier ist er zum Teil

der familiären »Kontrolle« entzogen und kann auch solche BesucherInnen empfangen, die im häuslichen Bereich nicht erwünscht wären.

DIE »SCHWESTER« WAR DIE GELIEBTE – FRAU Z. MUSS PÜNKTLICH GEHEN

Herr Z., 58 Jahre alt, bekommt im stationären Hospiz Besuch von seiner Schwester. Sie bleibt zwei Stunden, ist kaum fort, da erscheint die Ehefrau von Herrn Z. und erfährt, dass ihre Schwägerin gerade zu Besuch war. »Aber ich habe doch gar keine Schwägerin!«, ruft Frau Z.

Frau Z. weiß jedoch, dass ihr Mann seit vielen Jahren Verhältnisse hat, und sie weiß auch, dass es da diese blonde Arbeitskollegin gibt. Frau Z. ist hin- und hergerissen. Natürlich ist sie gegen dieses Verhältnis. Andererseits spürt sie, dass es ihrem Mann guttut, in seinen letzten Tagen nicht fallengelassen zu werden von seiner Geliebten. In einem langen Gespräch mit einer Hospizmitarbeiterin beschließt sie, ihrem Mann diesen Wunsch zu erfüllen. Die »Schwester« kommt täglich um 19 Uhr, also verabschiedet sich Frau Z. um 18.30 Uhr von ihrem Mann, der dann auch schon unruhig wird. Frau Z. zeigt sogar die innere Größe, dass sie feststellt: »Zu Hause hätte ich sie nicht in die Wohnung gelassen. Insofern bin ich froh, dass er hier ist. Hier habe ich keine Schlüsselgewalt.«

Bei der Beerdigung ihres Mannes entdeckt Frau Z. die Geliebte. Sie steht ganz hinten und wagt es nicht, Erde auf den Sarg zu werfen. Frau Z. hätte gar nichts dagegen. Sie hat einen Satz für die Geliebte ihres Mannes vorbereitet: »Danke, dass Sie ihn besucht haben.«

Es ergibt sich keine Gelegenheit dazu. Und dann ist die Geliebte fort. »Aber eines Tages, vielleicht«, sagt Frau Z., »schreibe ich ihr eine Karte und ich schreibe nur diesen Satz darauf. Eigentlich will ich ja gar nichts mit ihr zu tun haben, aber das soll sie doch wissen: Danke, dass Sie ihn besucht haben.«

Nicht immer liegen solche Verhältnisse offen. Es gibt auch »heimliche« Besuche. Manchmal sind gewisse Menschen oder Freunde ausgeschlossen aus einem familiären Kreis. Wenn ein sterbender Mensch sich von ihnen verabschieden möchte, dann wird ihm das auch gewährt. Allerdings wird darauf geachtet, dass der Bewohner in einem guten und seelisch stabilen Zustand ist. Wenn er angegriffen oder gefährdet wird, wird er geschützt. Tatsächlich geschieht es manchmal, dass Angehörige auftauchen und Geldansprüche stellen.

ENTSCHÄDIGUNG FÜR EINE SCHWERE KINDHEIT – FRAU U. MÖCHTE GELD

Eines Tages taucht die Tochter von Herrn U. auf. Bevor sie ihren Vater besucht, schildert sie einem Hospizmitarbeiter lang und breit ihre unglückliche Kindheit. Es ist klar zu erkennen, dass sie um Verständnis für ihre nachfolgende Bitte wirbt: Ein paar tausend Euro hätte sie gern von ihrem im Sterben liegenden Vater. Es ist offensichtlich, dass die Rollen hier ungleich verteilt sind. Der entkräftete Mensch, der im Sterben liegt, und der fordernde Mensch. Hier wird nicht direkt eingegriffen, doch es wird sehr wohl darauf geachtet, dass die Lage des Bewohners nicht ausgenutzt wird.

Selbstverständlich nehmen die Mitarbeiter des Hospizes kein Geld von den Bewohnern an. Finanzielle Fragen interessieren nur, sofern es um die Finanzierung des Aufenthalts im Hospiz geht. Wenn ein Mensch im Hospiz stirbt, bitten seine Angehörigen beim Begräbnis gelegentlich, von Blumen und Kränzen abzusehen und stattdessen eine Spende an das Hospiz zu überweisen.
Gelegentlich werden die finanziellen Angelegenheiten eines Hospizbewohners von einem gesetzlichen Betreuer geregelt, also der Person, die sich von Amts wegen um jene Dinge kümmert, die der Bewohner nicht mehr selbst regeln kann, weil er nicht mehr geschäftsfähig ist. Eine Betreuung wird beim Vormundschaftsgericht beantragt, früher nannte man das Vormundschaft. Wenn absehbar ist, dass eine Erkrankung zu einem Verlust der Geschäftsfähigkeit führt, ist es sinnvoll, einen vertrauten Menschen mit der Betreuung zu bevollmächtigen. Manche Menschen haben niemanden, den sie bevollmächtigen können. Betreuer schlagen gelegentlich auch Patienten für das Hospiz vor und führen dann das »Angehörigengespräch« zur Aufnahme. Hier geht es dann vordringlich um Fragen der Finanzierung, ob ein Sozialhilfeantrag gestellt werden soll etc. Manchmal kennen sich Betreuer und Patienten schon sehr lange, und es ist auch eine persönliche Beziehung entstanden.

Das hospizliche Handeln kann überall geschehen, es braucht dazu kein stationäres Hospiz. In jedem Pflegeheim, in jedem Krankenhaus kann der Hospizgedanke gelebt werden, wenn der Mensch nicht auf seine Krankengeschichte reduziert wird, sondern als Individuum mit seiner eigenen Lebensgeschichte wahrgenommen wird.

Wenn ein Bewohner im Hospiz stirbt

Der Abschied von einem Verstorbenen wird von Hospiz zu Hospiz unterschiedlich gehandhabt. Viele Hospize haben eigene Rituale.
In manchen gibt es ein Abschiedszimmer, in anderen bleiben die Bewohner nach dem Tod noch eine Weile in ihrem Zimmer und werden dort von ihren Angehörigen und Freunden verabschiedet.

❁

Frau F., 58 Jahre alt, erzählt von ihrem Abschied von ihrem Mann. Sie war bei ihm, als er starb, und blieb dann noch vier weitere Stunden in seinem Zimmer im Hospiz: »Nie hätte ich mir vorstellen können, dass es so schön sein kann. Zum Schluss waren seine Augen ganz blau und klar. Obwohl er doch eigentlich grüne Augen gehabt hat. So klar. Gar nicht mehr trüb. Dann hat er das Schnaufen aufgehört und es war still. Sein Gesicht war ganz friedlich. So schön hat er ausgesehen. So jung. Die Schwester und ich, wir haben ihn gemeinsam gewaschen und angezogen und dann hat die Schwester alles schön hergerichtet. Ihn ins Bett gelegt mit Kissen und überall Blumen verstreut. Da bin ich noch lange gesessen und später auch seine Brüder, bis auf einen, der wollte keinen Toten sehen, aber er hat ja gar nicht tot ausgesehen, sondern jung und gesund und so friedlich.«

❁

Nicht immer wird der Tod so wahrgenommen, und er ist es auch nicht. Der Tod hat so viele Gesichter wie das Leben und kann in vielerlei Gestalt auftreten. Im Hospiz wird alles versucht, um den Sterbeprozess schmerzfrei und friedlich zu gestalten, doch ob das gelingt, bleibt bis zuletzt die Frage. Eine Frage, zu der die Einstellung des Bewohners seinem Tod gegenüber eine maßgebliche Rolle spielt. Die Mitarbeiter im Hospiz wissen, dass man nie vorhersagen kann, wie es ausgeht. Das ist das Leben, und es wäre anmaßend, Erklärungen finden zu wollen. Es steht niemandem zu, anderen einen Sinn aufdrängen zu wollen.

Ein Abschied im Frieden ist ein erster guter Schritt in die nun beginnende Trauerzeit. Die Trauergruppen im Hospiz sind offen, das bedeutet, dass hier auch Menschen eingeladen sind, deren Angehörige und Freunde nicht mit hospizlicher Begleitung starben. Dem Thema Trauer und Trauerbegleitung ist ein späteres Kapitel in diesem Buch gewidmet.

Den eigenen Willen festlegen: Patientenverfügung und Vorsorgevollmacht

Patientenverfügung

Ein Unfall, eine schwere Erkrankung – schnell kann man in eine Situation geraten, in der man nicht mehr für sich selbst entscheiden kann. Der »Eid des Hippokrates« verpflichtet Ärzte dazu, jedes medizinische Mittel zu nutzen, um Leben zu retten. Je größer die Fortschritte der Hightech-Medizin sind, umso länger kann das Leben eines Menschen auch erhalten werden – oftmals unter Bedingungen, die nicht mehr als lebenswert beurteilt werden. Genau hier liegt die Gefahr der Medizin, wenn sie ein technisches Optimum bietet und dabei die Lebensqualität eines Patienten übersieht. Hauptsache Leben? Ist Leben unter künstlicher Beatmung, künstlicher Ernährung über lange Zeiträume lebenswertes Leben? Was würde der Patient dazu sagen, der da wehrlos im Koma im Klinikbett liegt? Möchte er dieses Leben?

Er kann sich nicht mehr äußern. Das ist das Problem. Woher sollen andere wissen, was dieser Mensch möchte? Eine Patientenverfügung kann Aufschluss darüber geben.

Jeder Mensch hat das Recht, in jeder Phase seines Lebens

selbst zu entscheiden, ob und welchen lebensverlängernden medizinischen Maßnahmen er sich unterziehen möchte. Niemand darf gegen seinen Willen ärztlich behandelt werden. Solange ein Kranker selbst entscheiden kann, ob er in eine Behandlung einwilligt oder nicht, ist die Beachtung seines Willens selbstverständlich. Wie aber kann dieser Wille ermittelt werden, wenn sich ein Patient nicht mehr selbst äußern kann?

Mit einer Patientenverfügung kann man solchen Situationen vorbeugen und schon in gesunden Tagen seinen Willen für den Fall der Fälle festlegen. Ärzte sind verpflichtet, ausschließlich nach dem Willen ihrer Patienten zu behandeln und nicht – wie häufig irrtümlicherweise angenommen – nach dem Willen der engsten Verwandten, also Ehepartner und erwachsene Kinder. Der eigene Wille kann in einer Patientenverfügung festgehalten werden. Warum soll der Wille, den ein Mensch bei Bewusstsein klar formuliert hat, plötzlich nicht mehr zählen, wenn der Mensch nicht mehr in der Lage ist, diesen Willen selbst zu formulieren? Eine Patientenverfügung ist somit eine Absicherung, die dafür sorgt, dass das, was ein Mensch über die Art und Weise, wie er in Notfällen behandelt werden möchte, festlegt, auch in die Tat umgesetzt wird. Eine wichtige Versicherung, eigentlich sogar eine Lebensversicherung.

Gerade in Deutschland wird sehr viel Wert darauf gelegt, nicht »unterversichert« zu sein. Hausrat, Haftpflicht, Glasbruch, Vollkasko, Hundeoperationsversicherung – es gibt unzählige Arten von Versicherungen, darunter viele Variationen der Lebensversicherung. Durch die Patientenverfügung versichern wir uns, so behandelt zu werden, wie wir es möchten. Nach unserem eigenen Willen. Man könnte sich fragen, warum nicht alle Menschen frühzeitig eine Patientenverfügung ausfüllen. Doch natürlich liegt das daran, dass dieses Thema kein »angenehmes« ist. Andererseits: Was ist wohl unangenehmer – sich einmal umfassend damit auseinandergesetzt zu haben und dann relativ ruhig zu sein, weil man weiß, dass man diese wichtigen Dinge geregelt hat? Oder Opfer einer fehlenden Patientenverfügung zu werden, anstehende dramatische Entscheidung womöglich auf die Angehörigen abzuwälzen, die sie aber ohne Vollmacht des Kranken nicht treffen können, so dass eventuell noch ein Betreuer vom Vormundschaftsgericht bestellt werden muss? Wie gesagt: Nur bevollmächtigte Angehörige können entscheiden, wie ein Patient ohne Bewusstsein behandelt werden soll. Wenn der Patient seinen Willen nicht mehr äußern kann, braucht er einen Vertreter, der für ihn nach seinem mutmaßlichen Willen entscheidet.

Ein Mensch, der nichts schriftlich niedergelegt und nie mit anderen über dieses Thema gesprochen hat, stellt diejenigen, die nun entscheiden sollen, vor große Schwierigkeiten. Denn selbstverständlich soll dieser Mensch so behandelt werden, wie er es für richtig hält. Wie kann man das herausfinden, wenn der Patient nicht bei Bewusstsein ist? Das ist eine große Belastung für Familie, Freunde, Umwelt. Es geht nicht darum, was die anderen denken, dass dieser Mensch gern gehabt hätte. Es geht um klare Äußerungen, am besten in schriftlicher Form. Wer also als Komapatient nicht künstlich ernährt und beatmet werden will, der muss das vorher klar äußern. Denn immer gilt der Grundsatz: Im Zweifel für das Leben.

Eine Patientenverfügung muss nicht schriftlich sein. Die Schriftform ist aber schon aus Beweisgründen sehr zu empfehlen. Wenn der Vertreter erkennt, dass nun eine Situation eingetreten ist, von der er weiß, der Patient wollte das nicht, kann er einschreiten und für den Willen des Patienten einstehen. Dies muss natürlich der tatsächliche Wille des Patienten sein, den der Vertreter kennt. Seine eigene Meinung darf er nicht kundtun. Er vertritt einen anderen Menschen – nicht sich selbst.

Die Patientenverfügung beschäftigt sich NUR mit dem Fall, dass der Patient nicht mehr entscheidungsfähig ist. Was dann geschehen soll, soll er am besten regeln, solange er entscheidungsfähig ist. Die Patientenverfügung gilt überall. Zu Hause. Im Pflegeheim, im Krankenhaus, im Hospiz, im Altenheim.
Es steht Ihnen frei, Ihre Patientenverfügung immer wieder einmal zu aktualisieren. Da sich die juristische Situation ändern kann, ist es ratsam, alle zwei Jahre zu überprüfen, ob die eigene Patientenverfügung noch der aktuellen Gesetzeslage entspricht. Wer sich hiervon überfordert fühlt, kann bei vielen Adressen nachfragen, auch das Hospiz ist eine Anlaufstelle.
Sinnvoll ist es auch, mit dem Hausarzt die Patientenverfügung zu besprechen und ein Exemplar in seiner Praxis zu deponieren.

Wenn jemand eine Patientenverfügung ausgefüllt und für sich beschlossen hat, keine lebensverlängernden Maßnahmen in bestimmten Situationen zu wollen, gilt dies NICHT in einer Notsituation – zum Beispiel bei einem Unfall. Im Zweifel für das Leben bedeutet immer: Zuerst wird das Leben gerettet. Später kann dann genauer überlegt werden, falls dies nötig sein sollte: Was ist der Wille des Patienten? Es muss also niemand Angst haben, dass er wegen einer Patientenverfügung nicht mehr medizinisch versorgt wird. Und es muss auch niemand befürchten, dass bei Vorliegen einer Patientenverfügung unmittelbar nach der Rettung – eventuell Wiederbelebungsmaßnahmen – alle Behandlungen abgebrochen werden. Die Entscheidung darüber, eine Behandlung einzustellen, also lebenserhaltende Maßnahmen wie künstliche Beatmung und künstliche Ernährung zurückzunehmen, sollte möglichst mit Zustimmung aller Beteiligten getroffen werden, zum Beispiel in einer Ethikkommission aus Angehörigen, Ärzten und Pflegepersonal. Somit sind Patienten keiner

Willkür ausgesetzt. Die Patientenverfügung ist auch kein Freibrief, Patienten nicht zu behandeln, ihnen nicht zu helfen, sondern ein Schutzbrief für die Patienten selbst. Deshalb ist es ja manchmal schwierig, die Patientenverfügung durchzusetzen, da der Grundsatz »Im Zweifel für das Leben« absolute Priorität hat. Nichtbehandeln bedeutet in diesem Zusammenhang auch nicht, dass gar nichts mehr getan wird. Was sehr wohl getan wird, ist im Kapitel über die Palliativmedizin und an vielen anderen Stellen in diesem Buch detailliert beschrieben: Achtungs- und respektvolle Begleitung des Patienten sowie schmerz- und symptomlindernde Behandlung. Dies mit der inneren Haltung, einen nahen Tod zu akzeptieren und anzunehmen, anstatt ihn künstlich hinausschieben zu wollen.

Ist die Patientenverfügung wirklich verbindlich?

Jede Woche gibt es in der Presse einen neuen Fall nach dem Muster: Ein Patient hat eine Patientenverfügung vorgelegt, die von den Ärzten nicht akzeptiert wird. Der Fall geht vor Gericht und dann hört man nichts mehr davon. Wie die Fälle dann entschieden werden, ob die Patientenverfügung doch akzeptiert wird – das ist die Regel –, darüber berichten die Medien meistens nicht mehr, denn es gibt ja schon einen neuen spektakulären Fall, in dem Ärzte sich weigern, eine Patientenverfügung zu respektieren. Meistens berufen sie sich auf den Eid, den sie geschworen haben: Leben zu retten. Dabei verwechseln sie gelegentlich die Rettung des Lebens damit, es so lange zu erhalten, wie es medizintechnisch nur irgend möglich ist. Lebensqualität und Symptomfreiheit der Patienten kommen in diesen Überlegungen leider nicht vor. Oft geben die Ärzte nach, wenn der Vertreter des Patienten, also sein Betreuer oder Bevollmächtigter, energisch auf das

Recht des Patienten pocht und eine Behandlung gegen seinen Willen ablehnt. Deshalb ist es wichtig, sich gründlich Gedanken darüber zu machen, wem man eine Vorsorgevollmacht geben möchte. Es kann unter Umständen dazu kommen, dass die Patientenverfügung allein nicht genügt, sondern dass sie mit persönlichem Einsatz durchgesetzt werden muss, damit das, was ein Patient bei vollem Bewusstsein hinterlegt hat, auch Gültigkeit besitzt, wenn der Patient nicht mehr bei Bewusstsein ist.

Die Rechtsprechung zum Thema Patientenverfügung ist verbindlich und auch der Bundesgerichtshof hat entschieden, dass einer Patientenverfügung Folge zu leisten ist. Doch eine Rechtsprechung ist noch kein Gesetz. Im Sommer 2009 wurde im Bundestag darüber abgestimmt, die Gültigkeit der Patientenverfügung auch im Gesetz zu verankern. Zum 1. September 2009 ist es in Kraft getreten und wird Ärzten und Betreuern künftig mehr Sicherheit bei ihrem Handeln geben, wenn der Patient vorher eine Patientenverfügung verfasst hat.

Tötung auf Verlangen ist etwas anderes als Nichtbehandlung

»Bitte geben Sie mir eine Spritze, damit ich sterben kann.« Wenn ein Arzt in Deutschland dieser Bitte nachkäme, hätte er auf Verlangen getötet und eine Straftat begangen. Eine Patientenverfügung hat nichts mit einer Tötung auf Verlangen zu tun, der Patient verlangt keine Tötung, sondern eine Behandlung, die ihn nicht künstlich am Leben erhält. Da heutzutage medizintechnisch sehr viel möglich ist, kann ein Leben künstlich sehr lange weitergeführt werden, das ohne diese Maßnahmen sofort beendet wäre. Holland und Belgien sind die einzigen Länder in Europa, in denen Tötung auf Verlangen unter genau geregelten Bestimmungen erlaubt ist.

In der Schweiz ist die Beihilfe zum Suizid nicht verboten – außer sie geschieht zum Eigennutz.
In Deutschland ist die Beihilfe zum Suizid auch nicht verboten und nicht strafbar, doch Ärzte haben eine Hilfeleistungspflicht, und insofern handeln sie dann gegen das Gesetz. »Ich will mich nicht behandeln lassen« ist jedoch eine andere Aussage als »Ich will mich töten lassen«.

Welches Formular?

Es kursieren mehrere hundert unterschiedliche Musterformulare, die nicht alle rechtlich und ethisch unbedenklich sind. Schlimmstenfalls sind sie sogar ungültig. Nehmen Sie deshalb das Beratungsangebot Ihres Hausarztes und/oder seriöser Organisationen wie zum Beispiel eines Hospizes in Anspruch.
Sehr empfehlenswert ist die Broschüre »Vorsorge für Unfall, Krankheit und Alter«, herausgegeben vom Bayerischen Staatsministerium der Justiz. Sie ist erschienen beim Verlag C.H. Beck, ISBN 3-406-5244-0, und kostet 3,90 Euro. Die nötigen aktuellen Formulare sind ergänzt durch leicht verständliche Erklärungen. Der Text kann zudem über folgende Internetadressen abgerufen werden: www.chv.org oder www.justiz.bayern.de. Da alle Fragen, um die es bei Patientenverfügungen und Vorsorgevollmachten geht, bundesrechtlich geregelt sind (Betreuungsrecht, Vertretungsrecht, Strafrecht), kann diese Broschüre in ganz Deutschland benutzt werden. Das Bundesjustizministerium hat in seiner Broschüre »Patientenverfügung« die bayerischen Muster weitestgehend übernommen, allerdings in Form von Textbausteinen, was die Praktikabilität einschränkt, weil wesentlich mehr Mühe bei der Erstellung aufgewendet werden muss.

Welche Fälle genau regelt die Patientenverfügung?

Viele Menschen möchten sich nicht festlegen, weil sie meinen, sie könnten für eine Situation, die ihnen im Moment unvorstellbar erscheint, auch keine Aussage treffen. Das ist nicht von der Hand zu weisen. Man kann nicht sagen: Sollte ich an Krebs erkranken, werde ich genau drei Chemotherapien machen und dann soll Schluss sein. Doch man kann nach drei Chemotherapien beschließen, keine vierte mehr zu machen.

Solche Details regelt auch eine Patientenverfügung nicht, da sie nicht alle denkbaren Krankheitsbilder, sondern nur einzelne Grundsituationen umfassen kann. Im Muster des Bayerischen Justizministeriums sind dies die folgenden vier Situationen:

1. **Die Sterbephase** selbst, also die letzten Tage vor dem Tod.
2. **Koma** – tiefe Bewusstlosigkeit eines Menschen: Wenn zwei erfahrene Ärzte feststellen, dass der Patient aller Voraussicht nach keine Chance mehr hat, aus seiner tiefen Bewusstlosigkeit zu erwachen. Hier ist nicht von einer vorübergehenden Bewusstlosigkeit die Rede, sondern von direkter Gehirnschädigung durch Unfall, Schlaganfall, Entzündung ebenso wie von indirekter Gehirnschädigung zum Beispiel nach Wiederbelebung, Schock oder Lungenversagen.
3. **Endstadium** einer unheilbaren, tödlich verlaufenden Krankheit, selbst wenn der Todeszeitpunkt noch nicht absehbar ist.
4. Ein sehr weit fortgeschrittener **Hirnabbauprozess,** wie zum Beispiel bei Demenzerkrankungen, der dazu führt, dass auch mit ausdauernder Hilfestellung Nahrung und Flüssigkeit nicht mehr auf natürliche Weise zugeführt werden

können, der Patient also auch nicht mehr gefüttert werden kann.

Ausschließlich diese vier Situationen regelt eine gute Patientenverfügung. In allen anderen Krankheitssituationen müssen – im Falle einer nicht mehr vorhandenen Bewusstheit – die Vertreter des Patienten über Behandlung oder Nichtbehandlung entscheiden. Entweder also bevollmächtigte Angehörige oder ein Betreuer. Ein Betreuer wird vom Gericht bestellt, die bevollmächtigten Angehörigen müssen mit einer Vorsorgevollmacht ausgestattet sein.

Aufbewahrung der Patientenverfügung

Auf der Rückseite der zuvor genannten Broschüre »Vorsorge für Unfall, Krankheit und Alter« befindet sich ein kreditkartengroßes Kärtchen. Es ist ratsam, dies auszufüllen, auszuschneiden und immer bei sich zu tragen, da es auf das Vorliegen einer Patientenverfügung hinweist.
Zu Hause bewahren Sie die Patientenverfügung am besten dort auf, wo Sie auch Ihren Geburtsschein und Ihr Testament verwahren, so dass sie leicht gefunden werden kann. Menschen Ihres Vertrauens sollten Sie eine Kopie Ihrer Patientenverfügung geben. Eine amtliche Hinterlegung der Patientenverfügung ist normalerweise nicht nötig.

Sprechen Sie mit Ihren Angehörigen und Freunden über das Ende des Lebens und Ihre Vorstellungen davon. Diese Gespräche können im Ernstfall wertvolle Hinweise darauf geben, was Sie möchten, so dass Ihre Angehörigen und Freunde gegenüber Ärzten und Behörden Ihren Willen klar formulieren können, sollten Sie selbst nicht mehr dazu in der Lage sein.

Die Patientenverfügung ist ein Anlass, uns mit unserem eigenen Lebensende auseinanderzusetzen. Vor diesem Thema kann man nicht davonlaufen. Aber man kann entscheiden, ob man es aktiv gestalten möchte. Oft fördert die Patientenverfügung die Kommunikation mit den engsten Vertrauten, weil man gemeinsam die Vorstellungen für die letzte Lebensphase bespricht. Das erleichtert die Angehörigen und hilft ihnen dabei, ihre schwere Last zu tragen, wenn sie beispielsweise durchsetzen müssen, keine Magensonde zu legen.

Die Patientenverfügung ist ohne notarielle Beglaubigung gültig. Allerdings ist es sinnvoll, sich beim Ausfüllen beraten zu lassen. Die bereits erwähnte Broschüre »Vorsorge für Unfall, Krankheit und Alter« ist auch ausführlich beratend gestaltet. Außerdem bieten viele Institutionen und Vereine Informationsveranstaltungen zum Thema Patientenverfügung an.

DAS ENDE DER GEBURTSTAGSFEIER

Eine schwer herzkranke 85-jährige Frau bricht nach ihrer Geburtstagsfeier im Kreis ihrer Lieben mit Kammerflimmern zusammen. Hätte die Enkelin nicht den Notarzt gerufen, wäre sie sicherlich gestorben. So jedoch wird sie reanimiert und kommt auf die Intensivstation. Dort gelingt es, sie mit Beatmung, künstlicher Ernährung und vielerlei Maßnahmen am Leben zu erhalten. Eine Patientenverfügung hat die Patientin nicht ausgefüllt. Wochenlang erlangt die Patientin kein Bewusstsein, und die Ärzte sind sich sicher, dass sie schwerste Hirnschädigungen erlitten hat. Wie lange soll die Patientin noch »leben«? Gibt es Hoffnung auf Heilung? Auf ein Wunder? Darf man die Hoffnung überhaupt jemals aufgeben?

Medizintechnisch ist es noch sehr lange möglich, diese Patientin am »Leben« zu erhalten. Aber um welchen Preis? Und wenn sie sprechen könnte: Was würde sie wollen, nachdem sie am Ende eines wunderschönen Tages, ihres Geburtstages, einfach zusammengebrochen war? Würde sie unter diesen Umständen weiterleben wollen? Der Enkelin ist kein Vorwurf zu machen. Sie hat das Richtige getan. Auch wenn sie heute – wie so viele Menschen »danach« – sagt: »Hätte ich mehr Geistesgegenwart besessen! Ich wäre vielleicht doch nicht eingeschritten, sondern hätte meine Oma einfach gehen lassen, so wie sie es sich gewünscht hat, denn das hat sie oft gesagt: Am liebsten sterbe ich schnell und mit euch allen um mich herum. Diese Situation hatte sie sich wohl auch ausgesucht an ihrem 85-jährigen Geburtstag.«
Die Enkelin und ihre Mutter bemühen sich nun, den Willen ihrer Mutter und Oma doch noch zu erfüllen – sie gehen den beschwerlichen Weg über eine Ethikkommission, die demnächst einberufen wird. Sowohl Mutter als auch Tochter haben zwischenzeitlich allerdings für sich selbst eine Patientenverfügung und Vorsorgevollmacht ausgefüllt, um ihren Angehörigen diese schweren Entscheidungen zu erleichtern.

Vorsorgevollmacht/Betreuung

Während die wirtschaftliche Absicherung durch Vermögensbildung und Versicherungen zu den Standards des modernen Lebens gehört, beugen bislang nur wenige Menschen einer eventuellen späteren Unfähigkeit vor, über eigene Angelegenheiten selbst zu entscheiden.

Wenn ein Patient nicht mehr entscheidungsfähig ist, hat nicht automatisch der Arzt das Recht zu sagen, wie er behandelt werden soll, sondern der Vertreter des Patienten muss für ihn entscheiden, ob etwas gemacht werden soll oder nicht.
Jeder Patient, der nicht mehr entscheiden kann, braucht also einen Vertreter. Nur wenn ein medizinischer Notfall vorliegt, entscheidet der Arzt. Sonst entscheidet der Vertreter.
Es gibt zwei Möglichkeiten der Vertretung, die eine, Betreuung, wird durch das Vormundschaftsgericht festgelegt und ist vor allem für jene Fälle gedacht, in denen Menschen keine Angehörigen oder Freunde mehr haben, die sie bevollmächtigen könnten. Die zweite, bessere Möglichkeit ist die Vorsorgevollmacht, die ein Mensch selbst an andere Menschen seines Vertrauens gibt, Angehörige oder Freunde. Im Gegensatz zum Betreuer wird der Bevollmächtigte nicht vom Vormundschaftsgericht überwacht.

Die Betreuung

Das Vormundschaftsgericht setzt einen Angehörigen oder Nichtangehörigen als Betreuer für einen Menschen ein. Der Betreuer hat die Aufgabe, alles zu tun, was im Interesse dieses Menschen liegt, und Entscheidungen zu treffen. Ein Betreuer wird nur vom Gericht eingesetzt. In Deutschland werden zurzeit mehr als 1 Million Betreuungen geführt.

Die Vorsorgevollmacht

Mit dieser Vollmacht werden nicht nur Entscheidungen im Gesundheitsbereich abgedeckt, sondern auch Vermögensangelegenheiten, Wohnungsangelegenheiten etc. Zudem ist es sinnvoll, eine Bankvollmacht zu erteilen. Es ist wichtig, einen oder mehrere Menschen zu bevollmächtigen, denen man absolut vertraut. Vielleicht den Ehepartner und die Kinder, Enkel, nahe Freunde. Die Menschen, die man bevollmächtigt, sollten einem so nahe stehen, dass sie auch die große Last der anstehenden Entscheidungen im Falle des Falles tragen können. Denn wenn ein Mensch beispielsweise das Bewusstsein verliert und nicht mehr in der Lage ist zu entscheiden, dann sind häufig sehr viele Entscheidungen von den Bevollmächtigten zu treffen. Hier geht es nicht nur um die Gesundheitssorge. Wohnungen müssen eventuell gekündigt werden, es müssen Geldmittel zur Verfügung gestellt werden für bestimmte Therapien oder Hilfsmittel. Deshalb betrifft die Vorsorgevollmacht viele Lebensbereiche. Ein Bevollmächtigter, der nicht handeln kann, nützt nichts. Handeln kann er nur, wenn er mit allen Vollmachten ausgestattet ist, im Namen des Vollmachtgebers zu sprechen. Ein Patient kann auch bei Bewusstsein sein und Hilfe brauchen bei Wohnungsangelegenheiten oder finanziellen Fragen.

Das Formular zur Vorsorgevollmacht befindet sich ebenfalls in der erwähnten Broschüre »Vorsorge durch Unfall, Krankheit und Alter«.

Besser ist es, mehrere Personen als Vertreter einzusetzen. Bei Ehepartnern vielleicht den Partner und dann ein, zwei Kinder. Auch ein Vertreter kann einmal nicht imstande sein, seinen Aufgaben nachzugehen.

In der Vollmacht selbst sollten keine Sonderregelungen getroffen werden, welcher Bevollmächtigte beispielsweise die erste und welcher die zweite Stimme haben sollte. Diese Dinge sind zusätzlich zwischen Vollmachtgeber und Vollmachtnehmer zu regeln. Bedingungen in Vollmachten führen zu Missverständnissen. Deshalb die Formulare ohne Bedingungen ausfüllen. In Zweifelsfällen können Sie sich an eine Beratungsstelle wenden oder sich juristisch informieren.

Am wichtigsten ist hier das offene Gespräch. Manchmal sind Kinder beleidigt, wenn sie erfahren, dass nur ein bestimmtes Geschwister bevollmächtigt wurde. Sprechen Sie alles offen an. Mit allen Beteiligten. Berücksichtigen Sie, dass andere auch andere Auffassungen haben können als Sie. Oft ist es ratsam, denjenigen Menschen mit einer Vollmacht auszustatten, dessen innere Haltung mit der eigenen übereinstimmt.

Ist eine notarielle Beurkundung nötig?

Für Immobiliengeschäfte, Aufnahme von Darlehen sowie Handelsgewerbe ist eine notarielle Vollmacht erforderlich.

Kann man eine Vollmacht zurückziehen?

Das können Sie jederzeit. Lassen Sie sich dazu das Formular von der Person aushändigen, der Sie die Vollmacht gegeben haben.

Krankenhäuser als Sterbeorte

Frau B. besucht ihre Tante im Krankenhaus und erfährt dort von einer Krankenschwester, dass es ihrer Tante heute sehr schlecht geht. Die Tante schläft und atmet schwer, und als Frau B. von der Toilette zurückkommt, ist es still im Zimmer. Frau B. ruft die Krankenschwester. Die holt den Arzt. Frau B.s Tante ist gestorben. Die Bettnachbarin der Tante weint. Wird sie die nächste sein? Die Krankenschwester versucht sie zu beruhigen. Frau B. kann nicht hierbleiben, sie muss ihre Tochter vom Kino abholen, und fragt die Krankenschwester, ob sie später noch einmal kommen könnte. Jederzeit, sagt die Schwester, und dass sie alles vorbereiten wird. Als Frau B. zurückkehrt, liegt die Tante in einem anderen Zimmer. Friedlich sieht sie aus. Irgendwie ist sie nicht mehr die Tante und irgendwie doch. Das schwere Atmen, das geklungen hat wie ein Kampf, ist verstummt. Lang sitzt Frau B. am Bett ihrer toten Tante. Irgendwann kommt die Nachtschwester, um nach Frau B. zu schauen, und noch viel später räumen sie gemeinsam den Schrank der Tante leer. Frau B. ist traurig, aber es ist auch alles richtig so, wie es ist. Als sie das Krankenhaus nach Mitternacht verlässt, hat sie das Gefühl, etwas gut zu Ende gebracht zu haben.

So kann ein Abschied auch im Krankenhaus verlaufen, und so geschieht es auch in immer mehr Krankenhäusern. In vielen Krankenhäusern gibt es bereits eine sehr gute Zusammenarbeit mit Hospizen, häufig über den Sozialdienst oder die Onkologie. Leider gibt es dennoch gebietsweise weiterhin Zustände wie im letzten Jahrtausend: Verstorbene Menschen in Badezimmern und auf Fluren oder in Abstellräumen, damit die Angehörigen und Freunde noch schnell zwischen Tür und Angel Abschied nehmen können. In Krankenhäusern und Pflegeeinrichtungen würde sich ein Sterbe- oder Abschiedszimmer nicht rechnen. Ein ganzes Zimmer zur Verfügung zu stellen – diese Kosten trägt niemand. Also werden sie auch nicht verursacht.

Der heimliche Tod im Krankenhaus

Im Krankenhaus soll ein Patient – so schnell wie möglich, schließlich wird nach Fallpauschalen abgerechnet, nicht nach Liegedauer – gesund werden und es dann wieder verlassen. Krankenhäuser sind meistens nicht auf das Sterben eingerichtet. In manchen Krankenhäusern drängt sich sogar der Eindruck auf, wer hier stirbt, hat die Medizin vorsätzlich angegriffen. Denn es ist doch alles machbar: neue Herzen, neue Lungen, neue Niere oder Blut waschen, neue Venen verlegen und so weiter.

Heilen heißt der Auftrag der Ärzte. In den letzten Jahrzehnten hat es gravierende Fortschritte und immer neue Errungenschaften gegeben, wie Leben verlängert werden kann. Die Frage nach dem Sinn gerät dabei manchmal ins Hintertreffen. Sicher ist es möglich, der 83-jährigen, unheilbar krebskranken Patientin eine weitere Chemotherapie zu verordnen.

Aber ist es auch sinnvoll? Und ist es sinnvoll, dem 58-Jährigen, der offensichtlich kurz vor seinem Tod steht, zu Bestrahlungen zu raten?

Immer weniger Menschen leisten auch in Krankenhäusern aus Einsparungsgründen immer mehr Arbeit und so fehlt häufig die Zeit herauszufinden, wer eigentlich der Mensch hinter der Krankheit ist. Es fehlt die Zeit, den Patienten zu fragen, was er möchte. Vielleicht wünscht er sich bloß Ruhe und vielleicht ein Gespräch und keine Spritze, die ihn in einen Dämmerzustand versetzt, damit er nichts mehr mitbekommt. Was ein sehr schwer kranker Mensch mitbekommen könnte, sind vielleicht die letzten Eindrücke, die er in seinem Leben bewusst erfahren kann.
Gestorben wird in Krankenhäusern oft in Mehrbettzimmern neben irgendwelchen Fremden. In Pflegeheimen kann es durchaus vorkommen, dass zwei Meter neben dem Bett des sterbenden Menschen ein anderer Bewohner auf den Toilettenstuhl gesetzt wird.
Vielleicht »erbarmt« sich eine Krankenschwester und bleibt eine Weile sitzen am Bett eines Sterbenden. Es ist bitter, wenn ein todkranker Mensch erkennen muss, dass nun niemand mehr für ihn »zuständig« ist. Dass er vor allem Kosten verursacht. Schließlich kann ihm nicht mehr geholfen werden. Sein Bett wird gebraucht.
Der Aktionismus mancher Ärzte entlarvt ihre Hilflosigkeit. In den letzten zwölf Lebensmonaten verursachen die Kassenpatienten die höchsten Kosten. Ärzte lernen, Krankheiten zu behandeln. Darüber gerät gelegentlich in Vergessenheit, dass diese Krankheiten mit Menschen verbunden sind und mit menschlichen Schicksalen. Das ist schmerzlich für einen todgeweihten Patienten, und wenn man es genau betrachtet auch schmerzlich für die Ärzte. Sehr langsam – aber stetig – geschieht hier allmählich ein Umdenken. Es gibt Kranken-

häuser, in denen schon ein frischer Wind weht, vielleicht weil ein leitender Arzt in Palliative Care ausgebildet ist und dieses Wissen weiterträgt.

Viele aufsehenerregende Versuche in den letzten Jahren – gerade auch in der Placeboforschung – haben zweifelsfrei bewiesen, dass die innere Einstellung und Haltung eines Arztes einen großen Einfluss auf den Erfolg seiner Therapie hat. Diese wertschätzende Haltung beizubehalten, auch wenn keine Therapie mehr Erfolg verspricht, lebt darin nicht ein bedeutendes Stück Ärztekunst?

Die Hospizbewegung kritisiert ein Übermaß an Technik in der modernen Medizin. Sie sieht zu wenig Fürsorge für den einzelnen Patienten – besonders, wenn er unheilbar krank ist, denn Behandlungspriorität haben Patienten mit Heilungsaussichten.

Durch das technische Drumherum wird der Patient abgelenkt vom Wesentlichen. Es gibt zu wenig Zeit für die Auseinandersetzung mit dem bevorstehenden Tod, und vor lauter Therapien und Untersuchungen verliert der todkranke Mensch das manchmal selbst aus den Augen, gerät in den Strudel der Machbarkeit, die stetig neue Hoffnungen schürt mit Behandlungsversprechen. Hoffnung ist wichtig für das Leben. Trügerische Hoffnung ist ein Betrug, der die Selbstbestimmung eines Menschen blockiert. Durch zu viele Therapien verlieren sterbende Menschen kostbare Zeit, in der sie sich mit Fragen auseinandersetzen könnten, die ihnen wirklich wichtig sind.

Warum muss die Akzeptanz des Todes eine Niederlage, ein Aufgeben bedeuten? Könnte es nicht manchmal ein Einwilligen sein, um dann herauszufinden, was der Patient möchte? Keine Krankengeschichte zu erfragen, sondern eine Lebensgeschichte, und anzuregen, wo der Patient diese Lebensgeschichte zu Ende bringen kann. Vielleicht zu Hause oder im Hospiz. Den Patienten nicht hinhalten, sondern ihm den Ernst

der Lage ehrlich mitteilen, damit er den Rest seines Lebens so gestalten kann, wie er das möchte.
Das ist keine einfache Situation für die Ärzte. Sie müssen alles tun, was in ihrer Macht steht, sonst droht eine Unterlassungsklage. Doch wie definieren wir Macht? Manchmal wird der Mensch darüber vergessen.
Ein sterbender Mensch braucht keine Aussonderung, sondern Teilnahme am verbleibenden Leben. Häufig geht es auch darum, ihm die Angst zu nehmen: Sein Alleinsein zu mildern. Den Kampf gegen eine Krankheit verlorenzugeben, sollte nicht bedeuten, die geduldige Anteilnahme zu verweigern, weil man hier sowieso nichts mehr tun kann. Medizinisch ist ein Patient vielleicht austherapiert. Aber er ist noch immer Mensch und mit seiner Diagnose bedürftiger denn je.

Zeitmangel führt zu Menschennot

Mitarbeiter im Krankenhaus stehen unter großem Druck, ihre Arbeit mit immer weniger Personal zu bewältigen.
Da ist niemand, der sich zu den Angehörigen setzen kann und erfragt, wer der im Moment nicht ansprechbare Patient ist, abgesehen von seiner Krankengeschichte, welcher Mensch dahinter steckt oder besser gesagt davor. Und sich überhaupt um die Angehörigen zu kümmern, die vielleicht gerade dabei sind, Patienten von morgen zu werden, weil sie sich völlig verausgaben. Das alles kann ein Krankenhaus nicht leisten und ihm das vorzuwerfen, wäre falsch. Doch einige Grundregeln des würdevollen Miteinanders sollten auch in Krankenhäusern berücksichtigt werden. Zum Beispiel bei Arztgesprächen mit Patienten und Angehörigen. Sie sollten auf gleicher Augenhöhe stattfinden, mit der nötigen Zeit, anstatt

von oben herab oder im Medizinerlatein und zwischen Tür und Angel. Sicher, für den Arzt ist dies nur ein Patient. Aber für die Frau ist es der Mann, mit dem sie seit dreißig Jahren verheiratet ist. Mit dem sie zwei Kinder hat. Den sie über alles liebt. Sie kann sich gar nicht vorstellen, ohne ihn zu sein. Das wäre, als würde ihr eine Körperseite herausgerissen bei lebendigem Leib. Und jetzt will sie wissen, wie es ihrem Mann geht, wie die Aussichten sind. Sie möchte Hoffnung. Die paar Brocken, die ihr der Arzt hinwirft, sind wie Schläge. Bevor sie sich davon erholt hat, ist der Arzt auch schon wieder weg. Schließlich sind solche Gespräche sehr unangenehm.
Muss das so sein? Könnte eine Ausbildung, wie solche Gespräche zu führen sind, dieses unangenehme Gefühl nicht nehmen und es ersetzen durch die Chance, einem Angehörigen beizustehen? Ließe das nicht ein besseres Gefühl entstehen als die Flucht nach ein paar dahingeworfenen und häufig unverständlichen Brocken?

Die Ausblendung der menschlichen Not mag für die medizinische Versorgung wichtig sein. Ein Chirurg, der sich mitfühlend und weinend über den Patienten auf dem Operationstisch beugt, wird keine ruhige Hand haben. Doch in Gesprächen mit Patienten ist nicht der präzise Chirurg gefragt, sondern der einfühlsame Arzt, ein begleitender Mensch. Könnte es nicht eine Herausforderung sein für manche Ärzte, Flexibilität und mitfühlende Souveränität in ihrem Alltag zu kombinieren?

❀

Frau D. hat fürchterliche Angst vor dem anstehenden Arztgespräch. Zwei Nächte davor schläft sie kaum mehr. Ihr 57-jähriger Mann wurde nach einem Herzinfarkt reanimiert und liegt seither im Wachkoma. Nun haben sich kleine Besse-

rungen ergeben. Herr D. bewegt die Augen und die Hände, es hat sogar den Anschein gemacht, er habe sie erkannt. Der Arzt fertigt Frau D. ab. »Woher soll ich denn das wissen, wie es weitergeht?« Bis heute hat er sich keine Zeit für sie genommen. »Die Zusammenhänge verstehen Sie sowieso nicht, die brauche ich Ihnen gar nicht zu erklären.«
Frau D. ist völlig eingeschüchtert. Durchsetzen konnte sie sich noch nie und vor so einem Gott in Weiß erst recht nicht. Ihr Mann liegt mit drei anderen Patienten im Zimmer, die viel Lärm machen, und sie spürt, dass ihm das wehtut. Doch ein anderes Zimmer zu verlangen – das traut sie sich nicht. Sie traut sich ja nicht mal zu fragen, warum ihr Mann so weit oben liegt. Um ihn richtig berühren zu können, muss sie auf einen Stuhl steigen, weil das Bett auch noch mit einem Gitter gesichert ist. Manchmal kommt es ihr vor, als wäre ihr Mann im Gefängnis.

Auch das Pflegepersonal fühlt sich häufig schlecht, wenn Patienten sterben – so als wäre die Pflege mangelhaft gewesen. Ein würdevoller Umgang kann hier vorbeugen, und er erfordert nicht viel Zeit. Es geht oft um Kleinigkeiten wie Augenkontakt. Die Haltung zum Patienten. Ob im Beisein des Patienten beim Waschen über ihn hinweg gesprochen oder ob er wahrgenommen wird, das sind keine zeitintensiven Unmöglichkeiten. Aus vielen solchen Kleinigkeiten besteht die Würde, die man einem Menschen gibt – oder nimmt.

Herr F. ist wegen einer kleinen Operation im Krankenhaus. Er liegt nicht in seinem Bett, sondern sitzt lesend am Fenster und weil das Buch so spannend ist, bekommt er es nicht mit, als die Visite vom Bett seines Nachbarn zu seinem Bett weiterzieht, in dem er gar nicht liegt. Anscheinend hält man ihn für den Patienten aus dem dritten Bett, der gerade nicht im Zimmer ist. Herr F., ein Journalist, bleibt neugierig am Fenster sitzen und sieht und hört und staunt: Die Visite, insgesamt vier Ärzte, stellt sich um sein leeres Bett auf und einer der Ärzte schildert einer Ärztin den Fall von Herrn F. Nur heißt Herr F. jetzt nicht mehr Herr F., er hat den Namen seiner Krankheit angenommen, die er – so hofft er wenigstens – schon gar nicht mehr hat, weil die Operation erfolgreich verlief und er eigentlich morgen entlassen werden soll. Die vier Ärzte starren auf das Bett als würden sie dort etwas sehen. Da ist aber nichts. Nur die Bettwäsche.

Eine Visite dauert vielleicht zwei bis fünf Minuten. Hier kann ein Kontakt zustande kommen und ein Patient kann sich ernstgenommen fühlen, weil er als Mensch gesehen wurde, nicht nur als Krankheit oder als Bündel von Symptomen, als fehlerhaftes Teil. Wenn er als Mensch gesehen wird, dann fühlt er sich besser. Wäre es nicht schön, wenn sich ein operierender Arzt – selbst wenn es um eine Kleinigkeit geht – vor der Operation kurz dem Patienten vorstellt: »Ich bin Dr. X. und werde Sie später operieren.« Sich einmal in die Augen schauen, sich begegnen. Nicht nur mit dem Anästhesisten. Im beiderseitigen Wachzustand, nicht zum Teil vollnarkotisiert.

»Eigentlich ist es ganz einfach!«, sagt die Stationsärztin in einem Städtischen Krankenhaus: »Ich stelle mir vor, wie ich mit meiner Mutter oder meinem Vater oder meinen Geschwistern sprechen würde. Welche Therapie ich vorschlagen würde. Wie ich ihnen die nötigen Maßnahmen erklären würde. Und sofort habe ich eine andere Haltung zu den Patienten.«

Zuversicht ist keine Utopie

In letzter Zeit bilden sich immer mehr Arbeitsgruppen, die diese Fragen thematisieren. Kurse in Palliative Care sind ausgebucht. Menschen wehren sich. Patienten, Pflegekräfte und auch Ärzte, die nicht nur individuell anders arbeiten wollen, sondern systematisch. Je mehr Menschen sich zusammenschließen, desto besser. So muss unsere Zukunft aussehen: Keine Konkurrenz zwischen Krankenhäusern und der Hospizbewegung, sondern gemeinsam für das Wohl der Patienten. Konkurrenz verschlimmert das Leiden der Menschen, die unsere Hilfe am nötigsten brauchen.

Ganz besonders auch für die Krankenhausmitarbeiter ist es eine Bereicherung, wenn ein anderes Klima an ihrem Arbeitsplatz herrscht. Der würdevolle Umgang mit den Patienten prägt auch das Arbeitsklima. Es wäre wünschenswert, wenn das Personal in Krankenhäusern besser ausgebildet wäre – nicht um noch mehr zu leisten, sondern um etwas anderes zu leisten: den Umgang mit sterbenden Menschen.

Hochleistungsmedizin und Sterben sind natürliche Feinde. Viele Menschen befürchten, dass sie am Ende ihres Lebens im Höllenkessel einer Alles-ist-machbar-Medizin landen. Dort kämpfen die Ärzte um das Leben, aber Patienten wollen vielleicht eher Lebensqualität als Leben um jeden Preis. Das ist von Fall zu Fall jedes Mal aufs Neue herauszufinden. Am

Ende des Lebens geht es nicht mehr um Heilung. Es geht um die Würde. Ärzte können Menschen dabei helfen, diese Verantwortung zu tragen und die letzten Wege bewusst zu gehen. Die Hochleistungsmedizin kann dazu verführen, wegzulaufen vor der eigenen Angst, und mit blindem Aktionismus kann man sich leicht ablenken. Vielleicht gelingt es, die Leistung, die Ärzte vollbringen, um eine Disziplin zu bereichern: zu akzeptieren, wenn ein Mensch sich dem Tod nähert, ihn darauf so vorzubereiten, wie es für diesen Menschen stimmig ist. Das bedeutet nicht, dass ein Arzt stundenlang am Bett eines Patienten sitzt. Es bedeutet, Antennen dafür zu entwickeln – und dann zu handeln: Zum Beispiel, indem ein Hospizdienst informiert wird, der den Patienten aufklärt. Oder es werden ehrenamtliche Helfer hinzugezogen. Es geht um die ganzheitliche Unterstützung eines Patienten. Dies beugt auch dem Kreislauf der ständigen Krankenhauseinweisungen vor. Manche Patienten werden nach Hause entlassen, ihre Situation verschlimmert sich, sie kommen wieder ins Krankenhaus, werden nach Hause entlassen und so weiter. Das ist für die Patienten und die Angehörigen sehr belastend. Letztlich kann diesen Patienten im Krankenhaus nicht wirklich geholfen werden. Den Heilwillen der Ärzte zu ergänzen durch eine Medizin, die bei sterbenden Menschen vor allem Schmerzen lindert und Lebensqualität bis in die letzte Lebensphase erhält – unter Einbeziehung der psychosozialen, pflegerischen und spirituellen Begleitung sowie der Betreuung und Integration der Angehörigen in den Sterbeprozess. Das wiederum ist dadurch möglich, indem man Patienten und Angehörigen die Unterstützung und Kompetenz gibt, dass ein Sterben dort möglich ist, wo es sich die meisten Menschen wünschen: zu Hause.

So »unmöglich« ist der Traum von der würdevollen Begleitung im Krankenhaus gar nicht! Also: ein Arzt und/oder ein Mitarbeiter des Sozialdienstes im Krankenhaus, der sich einen Stuhl nimmt, an das Bett rückt und die Wahrheit sagt: »Wir können hier nichts mehr für Sie tun. Aber wenn Sie das möchten, dann würden wir gerne einen Termin für ein Orientierungsgespräch für Sie vereinbaren, damit Sie sich informieren können, wie es jetzt weitergehen kann. Sie können diesen Termin gern mit Ihren Angehörigen gemeinsam wahrnehmen.«

Und wenn der Patient nicht mehr ansprechbar ist, dann erst recht mit den Angehörigen sprechen oder sonst irgendwie herausfinden, was diesem Menschen, seinem Leben, das nun zu Ende geht, gerecht wird.

Eine Brücke schaffen zwischen den einzelnen Institutionen, die doch alle eines wollen: kranken und sterbenden Menschen helfen. Miteinander statt gegeneinander. Für die Patienten.

Palliativmedizin: Schmerzen lindern heißt Lebensqualität gewinnen

Der häufigste Grund, warum kranke Menschen ihr Leben beenden wollen, liegt in quälenden Schmerzen. 3000 bis 4000 Menschen nehmen sich pro Jahr in Deutschland das Leben aufgrund unerträglicher Schmerzen. Starke Schmerzen führen zu dem Gefühl, nicht mehr selbst bestimmen zu können, sondern vom Schmerz bestimmt zu werden. Das ist kein lebenswertes Leben, sondern grauenvolles Leiden. Schmerzen können so entsetzlich sein, dass Menschen nichts anderes mehr wahrnehmen als Schmerzen. Wenn man weiß, dass sie zu lindern sind, erscheint es unfassbar, wenn es nicht geschieht.

Das »sinnlose« Leiden, der Verlust der Menschenwürde und die Angst vor Schmerzen gehören auch zu den häufigsten Gründen für das Verlangen nach aktiver Sterbehilfe. Wenn ein Leben überhaupt keine Lebensqualität mehr bietet – wozu es dann verlängern, da doch nur der Schmerz verlängert wird? Die Palliativmedizin wirkt dem Schmerz entgegen, um Lebensqualität zu erreichen.

Der Begriff »palliativ« kommt aus dem Lateinischen und heißt: ummanteln, lindern. Die Gründe für einen Schmerz können nicht ausgeheilt werden – aber Symptome wie

Schmerzen, Atemnot, Übelkeit, Erbrechen, Angst und Unruhe können gelindert werden. Kurative Maßnahmen wie Chemotherapie und Bestrahlung werden in der Regel nicht mehr angewandt. Palliativmedizin hat nichts damit zu tun, ein Leben vorzeitig zu beenden, im Gegenteil. In der Palliativmedizin geht es um die Frage, inwiefern die Maßnahmen, die ergriffen werden, für den Patienten und seine Vorstellungen von Lebensqualität Sinn machen.

Palliativstationen sind eigenständige, an ein Krankenhaus angebundene oder integrierte Stationen. Aufgenommen werden Patienten mit einer unheilbaren fortgeschrittenen Erkrankung und Symptomen wie zum Beispiel Schmerzen, anderen Symptomen oder psychosozialen Problemen, die einer Krankenhausbehandlung bedürfen. Für die Umsetzung eines ganzheitlichen Behandlungsansatzes mit möglichst rascher Schmerz- und Symptomlinderung ist neben der kompetenten ärztlichen und pflegerischen Behandlung die enge Zusammenarbeit mit Seelsorgern, Sozialarbeitern, Psychologen, Physiotherapeuten und anderen Berufsgruppen erforderlich. Der Aufenthalt auf der Palliativstation ist zeitlich begrenzt auf zwei bis drei Wochen. Ziel der Behandlung ist die Entlassung des Patienten in die häusliche Umgebung. Das gelingt nicht immer. Eine Reihe von Patienten ziehen von der Palliativstation in ein stationäres Hospiz – oder sie sterben während ihres Aufenthalts auf der Station. Meistens kommen die Patienten – wie im stationären Hospiz – zu spät auf die Palliativstation. Man hätte noch viel für sie tun können ... wenn sie früher da gewesen wären. Häufige Krankheitsbilder auf Palliativstationen sind Krebs oder chronische Erkrankungen wie weit fortgeschrittene Herzinsuffizienz oder arterielle Verschlusserkrankungen, fortgeschrittene Lungenerkrankungen mit schwerer Atemnot, neurologische Erkrankungen wie ALS (amyotrophe Lateralsklerose), also fortschreitende Lähmungen, bei denen die Atmung ebenfalls immer schlechter

wird, Patienten, die sich ein schwarzes Bein, verursacht durch eine arterielle Verschlusskrankheit, nicht abnehmen lassen, was extrem schmerzhaft sein kann.
Palliativmedizin ist sehr teuer, weil betreuungsintensiv. Abgerechnet wird nach Tagen. 1,2 Schwestern stehen pro Bett zur Verfügung. In einem normalen Krankenhaus sind pro Schicht 2 Schwestern für 36 Betten verantwortlich. Im Krankenhaus wird zudem nach Fallpauschalen abgerechnet, die eine bestimmte Liegezeit ergeben, in der der Patient bleiben darf. Für schwerkranke Patienten ist diese Liegezeit immer zu kurz. Doch wenn die Liegezeit abgelaufen ist, muss der Patient entlassen werden. Wohin? Das ist häufig die große Frage.
Die normale Größe einer Palliativstation umfasst in etwa zehn Betten, und es ist für die Angehörigen möglich, auf der Station zu übernachten. Zehn Betten sind für ein Team gut überschaubar. Wie im stationären Hospiz gibt es auch hier ein interdisziplinäres Team, das sich umfassend um die Patienten kümmert. In Teambesprechungen geht es um jeden einzelnen Patienten: Wie wird dieser Mensch von den unterschiedlichen Berufsgruppen, die hier zusammenarbeiten, gesehen? Jeder Mitarbeiter hat eine andere Sichtweise und so entstehen immer neue Wege zum Patienten.

Palliativmedizin ist aktive Lebenshilfe

Im Rahmen einer palliativmedizinischen Behandlung wird also nicht auf die Erkrankung selbst Einfluss genommen, sondern es geht vor allem um das Lindern des Leidens, die Behandlung von Schmerzen. Das bevorstehende Lebensende wird akzeptiert, und wo sich das seitens des Patienten schwierig gestaltet, gibt es Hilfestellung, damit es vielleicht doch angenommen werden kann. Mit diesem Konzept gelingt es bei den meisten Patienten selbst im fortgeschrittenen Stadium ihrer Erkrankung, den Schmerz so zu reduzieren, dass die Patienten sich als zufrieden bezeichnen. Lebensqualität bedeutet für einen kranken Menschen nicht, dass er einen Marathon läuft. Es geht um die ganz kleinen Dinge des Alltags. Vielleicht mal im Rollstuhl spazieren gefahren werden. Selbst auf die Toilette gehen können. An einem Familientreffen teilnehmen. Ein Buch lesen. Musik hören. Mit den Kindern Fotos betrachten. Jeder Mensch hat andere Vorstellungen von Lebensqualität. Diese herauszufinden und auch wahr werden zu lassen – so lautet eines der Ziele.

❁

Aus einer Uniklinik sollte ein Patient zur Weiterbetreuung ins Hospiz entlassen werden. Ein in Palliative Care ausgebildeter Krankenpfleger besuchte den an Nierenkrebs leidenden Patienten in der Klinik, um ihn kennenzulernen und festzustellen, ob das stationäre Hospiz der richtige Ort für diesen Patienten sei. Der Patient hatte schreckliche Schmerzen. Wimmernd lag er im Bett. Der Krankenpfleger fand heraus, dass der Patient zweimal täglich 30 Tropfen Novalgin erhielt. Sonst nichts. Er wies die behandelnde Ärztin darauf hin, dass das zu wenig sei. Da gäbe es ganz andere Möglichkeiten einer Schmerztherapie, die das Leiden des Patienten lindern könnten.

»Dieser Mann«, erwiderte die junge Assistenzärztin, »hat eine Tumorerkrankung. Da gehören Schmerzen einfach dazu.«

❁

70 Prozent der Menschen, die an einer fortschreitenden Krebserkrankung leiden, erleben starke, fast unerträgliche Schmerzen. Internationale Statistiken zeigen, dass acht von

zehn palliativmedizinisch behandelten Patienten mit starken Schmerzen so gut geholfen werden kann, dass das Leben auch in der letzten Phase als lebenswert empfunden wird.
In Deutschland gilt beispielsweise bei Krebserkrankungen lediglich ein Drittel der Patienten als ausreichend schmerzbehandelt. Viele Patienten glauben auch selbst, Schmerzen gehörten zum Krebs dazu, müssten also wenn möglich ertragen werden. Dies ist falsch! Schmerz muss nicht einfach so akzeptiert werden. Schmerzen sind auch nicht gesund. Schmerzen wirken sich gravierend auf den Alltag aus. Auch das soziale Umfeld eines Patienten leidet mit. In einer Emnid-Umfrage im Jahr 2005 gab ein Viertel der Patienten an, aufgrund ihrer Krankheit auf Treffen mit Freunden zu verzichten. 15,5 Prozent verzichteten sogar auf den Kontakt zur Familie. Schmerz zerstört Lebensqualität.
Dem Schmerz an sich wird oft zu wenig Aufmerksamkeit geschenkt: Er wird als Begleitsymptom einer schweren Krankheit ausgeblendet und von den Patienten hingenommen. Dabei existiert mit der Stufenleiter der Weltgesundheitsorganisation (WHO) bereits seit 20 Jahren ein einfaches Schema, das bei 90 Prozent der Patienten eine effektive Schmerzlinderung erreicht. Je nach Schmerzstärke erhalten sie gemäß der drei Stufen zunächst einfache Schmerzmittel wie Paracetamol, Metamizol, Ibuprofen oder Acetylsalicylsäure, dann sogenannte schwach wirksame Opiate wie Tramadol, Tilidin und und schließlich stark wirksame Opiate wie Morphium, Hydromorphin, Oxycodon. Diese Therapie ist einfach, hochwirksam und ökonomisch. Sie wird mit Retardpräparaten durchgeführt, die langsam anfluten und einen kontinuierlichen Spiegel halten. Dadurch fehlt der Kick, den Drogenabhängige suchen.
Vereinzelt kann es schon passieren, dass auch ein schwerkranker Mensch »versehentlich« einen Kick erlebt.

Ein erst am Vortag auf einer Palliativstation aufgenommener Patient mit einer akuten Erkrankung braucht wegen einer Nierenkolik mit stärksten Schmerzen schnell Hilfe. Am nächsten Tag vertraut er der Ärztin salopp an: »Das gestern, das war klasse. Kann ich das noch mal haben?«

Aus der Drogenforschung ist bekannt, dass Drogen die Grundstimmung eines Menschen verstärken. Die positive Grundstimmung dieses Patienten, die trotz seiner schweren Krankheit hindurchschimmert, ist vielleicht auch ein Grund dafür, dass der Patient in den nächsten Tagen kein Morphium mehr benötigt. Es gelingt mit anderen Medikamenten, ihn so gut einzustellen, dass auf Opiate ganz verzichtet werden kann. Einmal Morphium heißt nicht, dass langfristig dabei geblieben wird. Wenn jedoch langfristig Morphium gegeben wurde, muss man es behutsam absetzen, nicht von heute auf morgen, sondern ausschleichend.

Früher war es üblich – und manchmal ist das heute leider auch noch so –, Schmerzmittel nur bei Bedarf zu verabreichen. Somit muss ein Patient immer wieder darauf warten, bis der Bedarf da ist, dann erst gibt es die neue Dosis. Bedarf aber bedeutet Schmerz. Schmerz kann Ewigkeiten dauern. Früher glaubte man, man müsse Patienten vor einer Sucht beschützen, und wollte ihnen deshalb nicht zu viele Schmerzmittel auf Opiatbasis geben. Angesichts eines sterbenden Menschen ist die Vorstellung geradezu absurd.

Schmerzen schaden. Wo Schmerzen nicht behandelt werden, herrscht keine Fürsorge. Studien zeigen zudem, dass die Abwehrkräfte gestärkt werden, wenn der Stress durch die Schmerzen entfällt. Dass Schmerzlinderung zu einer Lebensverkürzung führt, ist ein Vorurteil. Kein Patient muss einen Preis dafür bezahlen, schmerzfrei zu sein. Die Angst, durch eine Überdosierung den Tod zu beschleunigen, ist nicht zeitgemäß: Es ist möglich, die Medikamente sehr genau zu dosieren.

Außerdem ist es schließlich das erste Gebot, dem kranken Menschen zu helfen. Wenn man ihn nicht mehr therapieren kann, sollte man ihm wenigstens seine Schmerzen nehmen. Auch sehr schwere Schmerzen können so beeinflusst werden, dass der Kranke noch für etwas anderes Raum hat als nur für die Schmerzen. Das Konzept dieser fast perfekten Schmerzbekämpfung wurde im St. Christopher's Hospice in London entwickelt, das erste Haus dieser Art, das die Gründerin der Hospizbewegung Cicely Saunders »ins Leben rief«. Sie war es auch, die darüber forschte, dass Morphium keine Sucht erzeugt. Richtig angewandt, verändert Morphium auch nicht das Bewusstsein oder verkürzt das Leben, ganz im Gegenteil: Opiate sind ein Segen für Schwerkranke. Niemand wird durch die Gabe von Opiaten dazu verdammt, im Opiumrausch im Bett zu liegen. Patienten können wieder am Leben teilhaben und sich um die Angelegenheiten kümmern, die ihnen am Ende ihres Lebens wichtig sind. Schmerz raubt Kraft und Konzentration. Man kann Menschen nur schwer begleiten, wenn sie absolut und total mit ihren Schmerzen beschäftigt sind.

Es ist leichter, Nähe aufzubauen und Zugang zu den Patienten zu finden, wenn kein Schmerz das Denken und Fühlen beherrscht. Die Schmerzlinderung ermöglicht es den Patienten, sich bewusst mit dem bevorstehenden Tod auseinanderzusetzen und letzte Dinge zu regeln. So ist die Schmerztherapie eine fürsorgliche Wegbereiterin für ein friedliches Sterben.

»Das bedeutet wohl, dass ich sterben muss«, übersetzt ein Patient, dem zu Morphium geraten wird.

Der Arzt auf der Palliativstation nickt. Und dann fügt er hinzu: »Wir alle müssen sterben.«

»Ich will aber eigentlich keine starken Schmerzmittel«, sagt der Patient.

»Starke Schmerzen brauchen starke Schmerzmittel«, erwidert der Arzt.

»Also will ich es versuchen«, willigt der Patient ein und ist am nächsten Tag schon froh, sich darauf eingelassen zu haben: Er konnte ohne Hilfe zum Fenster und zurück gehen. Dort am Fenster ist er eine Weile sitzen geblieben und hat die Spatzen beobachtet. Schade, dass er kein Brot zur Hand hatte.

»Ich bringe Ihnen etwas«, verspricht die Schwester.

Bis zu seinem Tod, fünf Tage später, sitzt der Patient nun mehrmals am Tag am Fenster, gut versorgt von seiner Krankenschwester, und füttert Spatzen. »Sie sind meine große Freude«, sagt er. »Sie sind so frei. Und einen Grünfinken habe ich auch schon gesehen.«

Manche Patienten befürchten, müde zu werden durch Morphium und ihre letzten Tage in einem Dämmerzustand zu verbringen. Doch Müdigkeit tritt nur in den ersten Tagen auf und ist bei einer guten Medikamenteneinstellung meistens sehr schnell verschwunden. Psychische Abhängigkeiten entstehen ebenfalls nicht, wenn die Indikation stimmt. Diese muss gut überwacht werden, darin liegt die verantwortungsvolle Aufgabe der Palliativmediziner. Der Patient wird stets mit einbezogen, gerade in der Schmerztherapie ist der gute Kontakt zwischen Patient und Arzt unabdingbar. Schmerzen haben Ursachen und die sind nicht immer rein körperlicher Natur. Nicht bewältigte Konflikte können ebenfalls Schmerzen bereiten. Deshalb kümmert sich die gute Schmerztherapie um den ganzen Menschen, nicht einzig und allein um seine körperlichen Beschwerden.

Im Januar 2007 kritisierte auch die Caritas die erhebliche Unterversorgung bei der Schmerzbehandlung in Deutschland. Zwar sei der Morphiumverbrauch von 800 Gramm pro einer Million Menschen im Jahr 1985 auf fast 18 Kilogramm im Jahr 2002 gestiegen, der tatsächliche Bedarf belaufe sich aber auf 80 Kilogramm Morphium.

So ist es gerade auch in Deutschland wichtig, die Palliativmedizin bekannter zu machen, damit Menschen, die an Schmerzen leiden, geholfen werden kann. Auf diesem Weg ist schon sehr viel geschafft worden, und in zehn Jahren wird die Situation sicherlich noch besser aussehen, denn immer mehr Ärzte interessieren sich für Palliativmedizin. Sinnvoll wäre in diesem Zusammenhang auch, dass Patienten Rückmeldung geben, welches Medikament ihnen hilft und welches nicht. Dazu ist es erforderlich, Patienten darüber zu informieren, dass Schmerz behandelbar ist. Niemand soll davon ausgehen, mit starken Schmerzen müsse man einfach leben. Schmerz ist nicht gleich Schmerz, und es ist enorm wichtig, den Schmerz genau zu kennen, um ihn wirksam bekämpfen zu können.

Wo genau ist der Schmerz? Ist er konstant vorhanden? Wann genau taucht der Schmerz auf? Gibt es Situationen, die zu Schmerzspitzen führen? Hat der Schmerz etwas mit dem Essen zu tun – vorher, nachher? Ist er bewegungsabhängig? Wie kann der Schmerz gelindert werden? Vielleicht mit einer anderen Liegeposition? Wie genau fühlt sich der Schmerz an? Ist er grell oder dumpf, brennend oder einschießend?

Schmerz ist nicht messbar. Schmerz ist subjektiv. Das ist absolut zu achten. Manche Menschen leiden sehr unter Symptomen, die für andere gut auszuhalten sind. Dennoch brauchen die Ärzte natürlich ein Maß, um die Dosis zu bestimmen. Auf der Palliativstation gibt es kein »Stellen Sie sich nicht so an«. Jeder Patient wird gewürdigt in seinem Umgang mit seinen Schmerzen. Wie Menschen mit Schmerzen umgehen, das ist unterschiedlich. Besonders die ältere Generation zeigt häufig eine Indianer-kennt-keinen-Schmerz-Mentalität. Der Umgang mit dem Schmerz hat eine lange Geschichte in der Biografie eines Menschen.

Manchmal, wenn ein bestimmter Schmerz gelindert wird oder gänzlich verschwindet, tauchen dafür andere Symptome auf. Mit ihnen geht es dem Patienten nicht unbedingt besser. Starke Schmerzen machen Scheuklappen, da sie vieles andere ausblenden. Wenn die Schmerzen nachlassen, kann auch der Blickwinkel sich wieder erweitern. Andere Schmerzen können dann wahrgenommen werden. Oder psychische Befindlichkeiten. Und so wird die Therapie wieder ein Stück angepasst. Auf alles wird sensibel geachtet in der Palliativstation. Die Patienten sind ausdrücklich nicht bloß Körper, auch die seelische, soziale und spirituelle Seite ihrer Persönlichkeit und ihres Schmerzes wird genau beleuchtet.

Nebenwirkungen der Medikamente müssen ebenfalls im Auge behalten werden: Übelkeit. Verdauungsprobleme. Müdigkeit. Konzentrationsstörungen. Da Opiate den Darm lähmen, führt die Behandlung mit ihnen zu Verstopfung, und es ist sinnvoll, sofort ein Abführmittel zu verordnen, um einen weichen Stuhlgang zu fördern. Verstopfung wird, besonders von schwachen Menschen, als sehr beschwerlich erlebt.

Und manchmal erscheint ein Schmerz unstillbar. Dann muss man genau hinsehen: Welche Gründe kann das haben? Sie finden sich häufig in der Lebensgeschichte eines Menschen. Deshalb ist es so wichtig, den ganzen Menschen zu behandeln. Nicht bloß einen Schmerz. Der kann besonders quälend sein, wenn er sich mit traumatischen Erlebnissen aus der Vergangenheit verknüpft, wie es beispielsweise geschehen kann,

wenn Menschen im Krieg Grausames erleben mussten, was nun am Lebensende noch einmal präsent wird, nicht nur seelisch, sondern manchmal auch in körperlichen Schmerzen, die dann vielleicht schwerer zu lindern sind.
Medizinisches Handeln umfasst mehr als Diagnose und Heilung. Dies sollte keine Mehrarbeit für die Menschen in diesen Berufen darstellen, sondern eine Erleichterung und eine Bereicherung. Gerade in der Palliativmedizin geht es nicht nur um Krisenintervention, sondern um vorausschauende, vorsorgende Behandlung, die sich auch an Wertvorstellungen der Patienten und ihrer Angehörigen orientiert. Deine kompetente Betreuung sterbender Menschen kann nur gelingen, wenn Ärzte und Pflegekräfte sowie alle ehrenamtlichen HelferInnen ihre eigene Einstellung zu Krankheit, Sterben, Tod und Trauer überprüft haben und bereit sind, die Grenzen der ärztlichen Heilkunst anzuerkennen. Ein Blick auf die demographische Entwicklung zeigt, wie schnell und stetig der Bedarf an medizinischer und pflegerischer Betreuung schwerkranker Menschen zunehmen wird. Wir sollten uns frühzeitig darauf einstellen!

Die Aufnahme auf eine Palliativstation

Wenn ein neuer Patient in die Palliativstation kommt, stehen Blumen auf seinem Nachttisch. Wie im Hospiz soll er spüren: Hier ist er herzlich willkommen, auch wenn er höchstens drei Wochen bleiben kann. Länger wird nicht nötig sein, meistens sind die Schmerzen und die Symptome der Patienten schneller unter Kontrolle. Oder die Patienten sterben hier.
Vieles, was in Krankenhäusern eigentlich zum Standard gehören sollte, gelegentlich allerdings vergessen wird, prägt die

wertschätzende und respektvolle Atmosphäre. Zum Beispiel wird immer an den Türen der Patientenzimmer angeklopft. Beim Erstgespräch mit dem Patienten sind Ärzte und Krankenschwestern anwesend, damit der Wissensstand bei allen gleich ist. Das Gespräch dreht sich nicht allein um die Krankengeschichte des Patienten: Es wird versucht, ein Lebensbild dieses Menschen zu erstellen. Natürlich wird nach seinen Beschwerden gefragt, doch es wird auch nach seiner Biographie gefragt, nach seinem Beruf, seiner Familie und vor allem nach seinen Wünschen. Abschließend wird gemeinsam ein Therapieziel festgelegt.

»Was wünschen Sie sich?«

»Gesund werden«, lautet eine häufige Antwort.

Das Therapieziel kann sein, nach Hause entlassen zu werden, Schmerzlinderung, Stabilisierung des Allgemeinzustandes, Weihnachten zu erleben. Wenn realistisch über das Therapieziel gesprochen wird, sind diese Ziele manchmal sehr klein – und doch sehr groß. Oft kann ein Ziel nicht erreicht werden. Sehr selten kommen Patienten mehrfach auf diese Station, so wie eine Patientin, die in drei Jahren dreimal auf einer Palliativstation war. Oder der Patient, der vor einem Jahr nach Hause entlassen wurde und noch immer lebt. Dies sind Ausnahmen. Ausnahmen, die keine sein müssten, wenn Patienten früher aufgenommen würden. Leider fällt es manchen Ärzten schwer, die Palliativmedizin anzuerkennen, nach dem Motto: Was sollen die schon besser machen als wir. Diese Haltung kann Lebensqualität rauben.

In der Palliativstation wird jeder Behandlungsschritt detailliert mit den Patienten besprochen. Nichts wird über sie hinweg entschieden. Die Angehörigen der Patienten sind eng mit einbezogen in die Behandlung. Dazu gehört es auch immer wieder, dass Patienten aufgenommen werden, deren Angehörige kurz vor dem Zusammenbruch stehen. Hier kann die Palliativstation einspringen und den pflegenden Angehörigen eine Erholungszeit gewähren. Es gibt auch Krankheitsbilder, die nur sehr schwer auszuhalten sind für die Angehörigen oder bei denen die Wundversorgung sehr aufwendig ist. Auch hier kann die Palliativstation unterstützen – wenn Mitarbeiter in Pflegeheimen oder der Kurzzeitpflege überfordert wären.

Wenn starke Schmerzen nicht gelindert werden können, gibt es als letztes Mittel noch die Möglichkeit einer Sedierung. Dies wird jedoch absolut selten durchgeführt. Denn in den allermeisten Fällen ist es möglich, die Schmerzen so einzustellen, dass es für den Patienten gut erträglich ist. Sedierung bedeutet, dass kontinuierlich ein Schlafmittel gegeben wird. Diese Vorgehensweise wird sehr genau mit dem Patienten, seinen Angehörigen und im Team besprochen. Gelegentlich genügt es, einen Patienten zwei, drei Tage schlafen zu lassen, denn durch die ständigen Schmerzen leidet er gegebenenfalls unter erheblichem Schlafdefizit. Danach geht es ihm vielleicht wieder besser.

Wenn es nicht gelingt, Symptome zu kontrollieren, gibt es als letztmögliche Option eine andauernde Sedierung. Ziel ist dann, dass der Patient ruhig schläft – gegebenenfalls bis zum Tod hin. Im Vordergrund steht hier ausdrücklich die Symptomkontrolle, nicht das Herbeiführen des Todes. Diese Methode muss allerdings fast nie durchgeführt werden.

DER LETZTE SOMMER – HERR UND FRAU C. BLEIBEN ZUSAMMEN BIS ZUM SCHLUSS

Herr C., 74 Jahre alt, war eigentlich immer gesund. Eines Abends kam seine Frau vom Sport nach Hause, da saß Herr C. auf dem Sofa, starrte in eine Ecke, sprach nicht, und als er sprach, redete er seltsam, irgendwie verwaschen und ohne Zusammenhang. Ein Schlaganfall? Frau C., 16 Jahre jünger als ihr Mann, rief den Notarzt. Im Krankenhaus untersuchte man Herrn C. gründlich, vermutete dann, er habe einen epileptischen Anfall erlitten, verschrieb Tabletten und riet zweimal jährlich zu einer Kontrolluntersuchung.

Frau C. war berufstätig, ihr Mann allein zu Hause, und so bekam sie es nicht mit, wenn Herr C. »Aussetzer« hatte. Manchmal jedoch erzählte er ihr abends davon, oder Frau C. rief ihren Mann tagsüber an, und er artikulierte undeutlich.
Bei einer Kontrolluntersuchung ein halbes Jahr später wurde ein Gehirntumor entdeckt. Bestrahlungen wurden verordnet, um den Tumor zu verkleinern oder wenigstens am Wachsen zu hindern, denn er drückte auf das Sprachzentrum, daher rührten auch die verbalen Störungen von Herrn C.
Die nächsten zwei Jahre verliefen ruhig. Herr C. hatte kaum Sprachstörungen und nahm täglich die verschriebenen Tabletten. Vielleicht hatte er hin und wieder einen »Aussetzer«, aber wenn er seiner Frau nicht davon erzählte, konnte sie es nicht wissen.
2006 wurde bei einer Kontrolluntersuchung ein neuer Punkt auf dem Bild sichtbar. Dieser Punkt wuchs schnell. Beunruhigend schnell. Eine Gewebeprobe gab die Gewissheit: ein bösartiger Tumor.
Herrn C.s Sprache verschlechterte sich nun drastisch. Er konnte sich nicht mehr richtig ausdrücken. Zu diesem Zeitpunkt war es ihm wichtig, seine Patientenverfügung zu erstellen. Bei Arztterminen sprach seine Frau für ihn. Bald wurde sie zu seiner Stimme, denn Herr C. sprach gar nicht mehr und aufschreiben konnte er auch nichts. Frau C. wusste genau, was ihr Mann wollte. Tabletten nahm er nicht gern. Frau C. musste sie ihm gemörsert unters Essen schmuggeln. Wenn er eine Tablette fand, spuckte er sie aus. Frau C. war sicher, ihr Mann

würde der Chemotherapie nicht zustimmen. Äußern konnte er das nicht mehr. Er hätte die Frage vielleicht gar nicht verstanden. Frau C. begann zu recherchieren. Sie informierte sich über das Medikament, das die Ärzte vorgeschlagen hatten, um das Tumorwachstum zu stoppen, und fand heraus, dass dieser Prozess etwa ein halbes Jahr dauern würde. Erfolgsversprechen gab es keines, doch eine lange Liste von Nebenwirkungen. Frau C. entschied, dass ihr Mann die Chemotherapie ablehnen würde. Sie war seine Stimme. Sie kannte ihn am besten. Ihr Hausarzt unterstützte sie: »Im Moment geht es Ihrem Mann gut. Seine Lebensqualität ist gut. Warum sollte man ihm eine Chemo zumuten? Was würde das bringen? Sie schenken ihm vielleicht ein halbes Jahr. Aber was für ein halbes Jahr? Es wird voraussichtlich kein schönes halbes Jahr sein, es wird ihm nicht so gutgehen, wie es ihm jetzt geht.«

Frau C. wusste, dies war der letzte gemeinsame Sommer. Sie unternahm alles, um es so schön wie nur möglich für ihren Mann zu machen. Spaziergänge. Händchenhalten auf Parkbänken. Gemeinsames Essen. Gespräche, die Frau C. allein bestritt, denn ihr Mann sprach ja nicht mehr.

»Woher nimmst du die Kraft«, fragten Frau C.s Freundinnen.

»Aus der Zeit, die wir vorher miteinander gehabt haben«, sagte Frau C. »Aus 25 glücklichen Jahren.«

Ein ehrenamtlicher Hospizhelfer besuchte Herrn C. nun einmal in der Woche, in diesen Stunden konnte Frau C. die Wohnung etwas länger verlassen. Die Sozialarbeiterin im ambulanten Hospiz sorgte dafür, dass Pflegestufe zwei beantragt wurde, und vermittelte einen Pflegedienst. Ein Krankenbett war angekommen und manch andere Erleichterung für die häusliche Pflege von Herrn C.

Dann stürzte Herr C., brach sich den Arm und wurde in ein Krankenhaus eingewiesen. Dort wollte man ihn gar nicht behalten, als Frau C. seine Patientenverfügung vorzeigte.

»Was wollen Sie dann hier?«, wurde sie gefragt.
»Es geht nicht um die Tumorerkrankung meines Mannes und um die Patientenverfügung. Mein Mann hat Schmerzen. Er ist gestürzt.«
»Wenn eine Patientenverfügung vorliegt, können wir nichts machen.«
Frau C. blieb hartnäckig. »Zum Glück« hatte ihr Mann ein wenig Fieber. Deshalb durfte er dann auch bleiben. Frau C. rief die Sozialarbeiterin im ambulanten Hospiz an. Die kümmerte sich sofort darum, dass Herr C. einen Platz in einer Palliativstation bekam. Ihr Mann wurde sehr gut medizinisch versorgt. Frau C. war regelrecht begeistert von dieser hellen schönen Station. Alles so ruhig und friedlich und freundlich. »Wollen Sie Ihren Mann im stationären Hospiz weiterbetreuen lassen?«, fragte man Frau C. nach zwei Wochen.
»Nein. Ich nehme ihn wieder mit nach Hause.«
»Sind Sie sicher?«
»Ja.«
Und so begann der Alltag erneut. Beschwerlicher nun und auf den Rollstuhl angewiesen. Morgens die Hilfe beim Waschen, auch die Hilfe beim Essen, denn die rechte Körperseite von Herrn C. war nun teilweise gelähmt und er konnte den Arm nicht mehr heben, nur noch am Fenster sitzen, zwischendurch zittrig aufstehen, kurze Ausfahrten mit dem Rollstuhl. Die Gesichter der Sonne entgegengehalten, die schon milder geworden war, Herbstlicht.
Frau C. wusste, was sie erwartete. Man hatte es ihr genau erklärt. Herr C. würde immer langsamer werden. Immer mehr schlafen. Und man musste damit rechnen, dass seine Mobilität weiter abnahm. Dass er Gleichgewichtsstörungen bekam. Nicht mehr gehen und stehen konnte. Nur noch liegen.
Genauso geschah es. »Es geht schon«, sagte Frau C.
Doch dann an einem Donnerstag Ende September musste sie sich eingestehen, dass es einfach nicht mehr ging. Sie war mit

den Kräften am Ende. Just in diesem Moment rief die Sozialpädagogin aus dem ambulanten Hospiz an.

»Es geht schlecht«, gab Frau C. zu.

»Dann ist es so weit?«

»Ja.«

Im stationären Hospiz waren gerade alle Plätze vergeben. Erst am Montag konnte Herr C. aufgenommen werden.

In der Nacht von Sonntag auf Montag, sieben Stunden bevor er ins Hospiz abgeholt werden sollte, verstarb Herr C. zu Hause im Bett, neben seiner Frau.

Die meisten Menschen auf der Palliativstation klagen am Ende ihres Lebens nicht vordringlich über Schmerzen, sondern über Schwäche. Das Gefühl, nichts mehr zu können. Diese absolute Müdigkeit, Schwachheit, wie auch immer sie erlebt werden mag. Dies zu wissen, erleichtert den Umgang mit den Patienten. Es erfordert allerdings auch ein mutiges Sich-Hineinversetzen. Von den Ärztinnen und Ärzten, den Pflegekräften und allen Mitarbeiterinnen und Mitarbeitern auf Palliativstation wird dies mit großem, auch persönlichem Einsatz geleistet – auch wenn es Tage gibt, die sehr, sehr hart sind. Wenn beispielsweise mehrere Patienten fast gleichzeitig sterben. Doch die Menschen, die hier arbeiten, sehen und wissen und spüren, dass ihre Arbeit sinnvoll ist. Auch wenn sie sterbende und schwerkranke Menschen begleiten – so ist es doch ein Dienst am Leben. Und das wird trotz der extremen Belastung als sehr erfüllend empfunden.

Palliativ-Geriatrischer Dienst: Die Bedeutung der Hospizarbeit für alte und kranke Menschen in Heimen

Verlassen. In irgendeinem Heim. Abgestellt. Gewickelt und mit Magensonde ernährt ... wird dieses Horrorszenario eines Tages zum Verlauf vieler Biographien gehören – das letzte Kapitel eben?
Und kein Hospiz kann helfen, denn im stationären Hospiz werden ja nur solche Menschen aufgenommen, deren Lebenszeit absehbar ist. Das ist sie bei einem sehr alten Menschen auch – aber nicht so exakt, wie es für die Aufnahme ins stationäre Hospiz nötig wäre. Und keine ambulante Pflege kann helfen, weil es kein Umfeld gibt, das die zusätzliche Unterstützung leisten könnte.
Also ab ins Heim. Von allen und allem verlassen. Wie es in Heimen aussieht, wissen wir – wir kennen die Bilder aus der Zeitung und aus dem Fernsehen. Wissen wir es tatsächlich?

In diesem Kapitel möchte ich ein anderes Blickfeld auf alte Menschen in Pflegeheimen eröffnen und zeigen, wie alte Menschen in Pflegeheimen würdevoll versorgt werden können. Die Gesundheitsreform, die am 1. April 2007 in Kraft getreten ist, wird die Situation von alten Menschen in Pflegeheimen allgemein deutlich verbessern. Das Umdenken hat schon vor einiger Zeit begonnen, nun ist die spezialisierte Palliativversorgung auch im Gesetz verankert:

Änderung des Fünften Buches Sozialgesetzbuch

Nach § 37a wird folgender § 37b eingefügt:

> § 37b Spezialisierte ambulante Palliativversorgung
> (1) Versicherte mit einer nicht heilbaren, fortschreitenden und weit fortgeschrittenen Erkrankung bei einer zugleich begrenzten Lebenserwartung, die eine besonders aufwendige Versorgung benötigen, haben Anspruch auf spezialisierte ambulante Palliativversorgung. Die Leistung ist von einem Vertragsarzt oder Krankenhausarzt zu verordnen und von der Krankenkasse zu genehmigen. Die spezialisierte ambulante Palliativversorgung umfasst ärztliche und pflegerische Leistungen einschließlich ihrer Koordination insbesondere zur Schmerztherapie und Symptomkontrolle und zielt darauf ab, die Betreuung der Versicherten nach Satz 1 in der vertrauten häuslichen Umgebung zu ermöglichen. Dabei sind die besonderen Belange von Kindern zu berücksichtigen.
> (2) Versicherte in stationären Pflegeeinrichtungen im Sinne von § 72 Abs.1 des Elften Buches haben in entsprechender Anwendung des Absatzes 1 einen Anspruch auf spezialisierte Palliativversorgung. Die Verträge nach § 132d Abs.1 regeln, ob die Leistung nach Absatz 1 durch Vertragspartner der Krankenkassen in der Pflegeeinrichtung oder durch Personal der Pflegeeinrichtung erbracht wird ...

Alte Menschen haben keine große Lobby. Das Engagement für sie hält sich häufig in Grenzen, ganz anders als bei jungen Menschen. Die haben ihr Leben ja noch vor sich. Ein alter Mensch dagegen, der hat sein Leben gelebt. Deshalb wurde die Geriatrie auch lange als Stiefkind behandelt.

Die Geriatrie beschäftigt sich mit den Krankheiten des alternden und alten Menschen. Nicht jeder ältere Patient ist gleichzeitig ein geriatrischer Patient, dazu müssen folgende Kriterien erfüllt sein: Der Patient muss mindestens 70 Jahre alt sein und an mindestens zwei behandlungsbedürftigen Krankheiten leiden. Unter einer geriatrietypischen Multimorbidität versteht man eine Kombination von Schädigungen und Fähigkeitsstörungen im Sinne eines geriatrischen Symptoms, zum Beispiel Immobilität, Sturzneigung oder Schwindel, Harnstörung, chronische Schmerzen, Depressionen, Gebrechlichkeit, starke Sehbehinderung, ausgeprägte Schwerhörigkeit.
Man kann es auch anders ausdrücken: geriatrische Patienten brauchen ganz besonders viel Hilfe – und mit der spezialisierten Palliativversorgung wird dem nun auch Rechnung getragen. Die Kosten für die palliative Versorgung dieser Patienten können nun mit den Krankenkassen abgerechnet werden. Dadurch wird vermehrt Personal mit einer Zusatzausbildung in Palliative Care benötigt.
Da die Unterbringung in einem Pflegeheim bislang in vielen Fällen ein Ausschlusskriterium für die Aufnahme im stationären Hospiz war, wird nun also der Hospizgedanke im Pflegeheim verwirklicht, denn in diesem Zusammenhang kann man die beiden Begriffe palliativ und hospizlich als Einheit betrachten. Derzeit sind viele Träger stationärer Pflegeeinrichtungen damit beschäftigt, den Hospizgedanken in den Heimen zu implementieren. Eigene Palliativ-Geriatrische Dienste werden angedacht, beziehungsweise werden Kooperationen mit ambulanten Hospizen und Palliativzentren gebildet.

Um die Aufgaben, die geriatrische Dienste leisten können, anschaulich vorzustellen, bietet sich der Palliativ-Geriatrische Dienst vom Christophorus Hospiz Verein e. V. in München beispielhaft an, der derzeit als eigenständiger Dienst noch einzigartig ist und erfolgreich umsetzt, was nun deutschlandweit flächendeckend geschehen soll. Andere ambulante Hospiz- und Palliativ-Beratungsdienste gehen natürlich auch zur Beratung in Heime – allerdings in geringerem Umfang. Einige Jahre lang wurde der Palliativ-Geriatrische Dienst in München sozusagen als Hobby betrieben. Man sah die Notwendigkeit einer solchen Einrichtung und setzte sie mit Hilfe von Spendengeldern in die Tat um, im ersten Jahr gab es eine Anschubfinanzierung durch den »Adventskalender« der Süddeutschen Zeitung.

Das Christophorus Hospiz Verein e. V. in München arbeitet eng mit Alten- und Pflegeheimen und sozialen Einrichtungen zusammen. Man sollte nie vergessen, dass ein alter Mensch vielleicht viel für die Gesellschaft geleistet hat und es in seinem letzten Lebensabschnitt die Gelegenheit gibt, ihm etwas zurückzugeben. Und selbst wenn er nichts geleistet hätte: Einen würdigen Tod hat jeder Mensch verdient.

Die Alterspyramide in Deutschland stellt eine gewaltige Herausforderung dar. Jeder zehnte Europäer wird im Jahre 2050 über 80 Jahre alt sein. In Deutschland ist heute jeder vierte 60 Jahre und älter. 2050 wird das jeder dritte Deutsche sein.

Wir brauchen Palliative Care für alte Menschen, um dem »Dahinsiechen« in Pflegeheimen etwas entgegenzusetzen. Der Grundsatz der palliativen Versorgung lautet »Lebensqualität vor Lebensquantität« und ist auch bezüglich der künstlichen Ernährung geriatrischer Patienten von größter Bedeutung!

HILFE ODER ZWANGSMASSNAHME – KÜNSTLICHE ERNÄHRUNG, DIE NICHT »ANSCHLÄGT«

Aus einem Pflegeheim ruft eine Pflegekraft beim Palliativ-Geriatrischen Dienst an und berichtet von einem 71-jährigen Patienten, an Alzheimer erkrankt, der an massiven Durchfällen, Verschleimung und Übelkeit leidet. Man habe schon allerhand versucht, nichts wirke. Es wird ein Termin verabredet, den ein Mitarbeiter, Krankenpfleger mit Zusatzausbildung in Palliative Care, vom Palliativ-Geriatrischen Dienst wahrnimmt. Vor Ort stellt sich heraus, dass der Patient trotz der Ernährung über die Magensonde stetig an Gewicht verlor. Er ist mittlerweile so verschleimt, dass er bis zu zwanzigmal am Tag abgesaugt werden muss. Absaugen ist übrigens äußerst unangenehm. Man muss sich übergeben. Die Flimmerhärchen in der Luftröhre werden durch die Absaugkanüle gereizt, und das führt zu einem starken Hustenreiz. Ein Mensch in einer Situation wie dieser Patient hat keine Kraft mehr zu husten. Er ist schwach, unendlich schwach. Sein Körper stellt sich auf das Sterben ein. Deshalb sinkt auch das Bedürfnis nach Nahrung. Genau hier liegt die Motivation des Pflegeheims, beim Palliativ-Geriatrischen Dienst im Hospiz anzurufen: Der Body-Mass-Index sank, und deshalb befürchtete das Heim juristische Konsequenzen. Es darf doch niemand verhungern oder verdursten!

Der Krankenpfleger erklärt dem Pflegepersonal im Heim, dass durch eine Reduzierung der Sondennahrung versucht werden soll, die Symptome des Patienten zu lindern: seine starke Verschleimung steht hier im Vordergrund.
»Aber wir können ihm doch nicht weniger zu essen geben, er nimmt doch sowieso schon ab«, erwidert das Pflegepersonal

und bezieht sich auf die Erkenntnisse von Ernährungswissenschaftlern: Ein im Bett liegender Mensch benötigt täglich 1500 Kilokalorien, um kein Gewicht zu verlieren. Zudem sollten 1000 oder 1500 ml Flüssigkeit zugeführt werden, damit der Patient nicht austrocknet. Mit diesen Mengen kommt ein Körper in einer solchen Notsituation aber nicht mehr zurecht – und das zeigt er sehr deutlich durch die Symptome: Durchfälle und Verschleimung.

Durchfälle entstehen, wenn die Nahrung durch die Magensonde, auch PEG (perkutane endoskopische Gastrostomie) genannt, zu schnell »reinläuft«. 24 Stunden hätten bei diesem Patienten nicht genügt, um ihn mit einem langsameren Durchfluss zu versorgen und dabei die Tabellenwerte der Ernährungswissenschaft zu erfüllen. Das Pflegepersonal im Heim hatte die Ernährung bereits durch eine hochkalorische ersetzt. Also mit 1000 ml 1500 Kalorien zuführen, anstatt mit 1500 ml 1500 Kalorien. Zusätzlich 1000 ml Flüssigkeit. Die Verschleimung und die Durchfälle des Patienten besserten sich aber nicht. Eigentlich kein Wunder:

Sondennahrung basiert auf Milch. Milch verschleimt. Wenn ein erwachsener Mensch täglich 1,5 Liter Milch trinken würde, würde er wahrscheinlich ebenfalls unter Verschleimung leiden. Man könnte die Milch durch Sojamilch ersetzen – doch das ist teurer und wird von der Pflegeversicherung nicht bezahlt. Der Milch in der Sondennahrung sind Fette beigemengt, damit die Kalorienzahl erreicht wird. Mit Fetten kommt ein kranker oder sterbender Körper auch nicht zurecht. Am liebsten möchte er gar nichts mehr. Das signalisiert er deutlich. Der Sterbeprozess ist ein Rückzug. Alle Körperfunktionen verlangsamen. Aber dieser Körper darf nicht sterben. Sein Sterben wird gestört, Nahrung und Flüssigkeit hineingepumpt. Würde man das unterlassen, hätte dies vielleicht juristische Konsequenzen. Die will man vermeiden. Dahinter steckt keine böse Absicht, sondern häufig Nichtwissen.

Der Krankenpfleger vom Palliativ-Geriatrischen Dienst schlägt mehrere Maßnahmen vor, um die Symptome des Patienten zu lindern. Das Pflegepersonal zeigt sich schließlich kooperativ, und es werden die Menge der Sondennahrung und ihre Kalorienanzahl verändert. Dies bringt in den Folgetagen zwar ein wenig Linderung, aber keinen großen Fortschritt. Das Pflegepersonal spricht sich dagegen aus, die Sondennahrung ganz einzustellen.

Wenn man einem Menschen die Möglichkeit gibt, den eigenen Rhythmus zu finden, die Sondennahrung anders einstellt oder weglässt, dann wird die Atmung leichter, die Durchfälle verschwinden. Nimmt man die Ernährung mit der gleichen Menge wie vorher wieder auf, kehren auch alle Beschwerden zurück.

Dieser Patient hatte keine Patientenverfügung, und ein mutmaßlicher Wille war nicht zu eruieren. Er hatte keine Angehörigen. Sein gesetzlicher Betreuer war ein Jurist, der insgesamt 90 Patienten betreute und den betreffenden Patienten nur flüchtig kannte. Nachdem sich das Leiden des Patienten über Wochen hinzieht, wird schließlich im Team eine Behandlungsentscheidung getroffen. Der Hausarzt, der gesetzliche Betreuer, die Pflegedienstleitung und die Stationsleitung beschließen, dass die Symptomfreiheit dieses Menschen das höchste Gut ist. Symptomfrei war der Patient schließlich mit 750 Kilokalorien und 850 ml Flüssigkeit. Das ist zum Leben zu wenig und zum Sterben zu viel. Ein halbes Jahr lang konnte der Patient symptomfrei gehalten werden. Dann kehrte die Verschleimung zurück und die Nahrung wurde erneut reduziert auf 650 Kilokalorien und 750 ml Flüssigkeit, was wiederum zu Symptomfreiheit führte. Und so verstarb der Patient dann auch nach weiteren vier Wochen: symptomfrei.

Künstliche Ernährung contra Lebensqualität

Früher wurden Menschen im Rahmen einer künstlichen Ernährung über nasale Magensonden ernährt. Diese bestanden nicht aus Silikon, sondern waren relativ steif. Deshalb musste die nasale Magensonde vierzehntägig gewechselt werden zwischen rechts und links, weil sie sonst Druckgeschwüre in der Nasenschleimhaut verursacht hätte. Patienten wurden sechs bis acht Wochen ernährt, und dann wurde die Ernährung eingestellt, weil man der Meinung war, es gebe keine Indikation, wenn keine Fortschritte sichtbar seien. Dies wurde natürlich auch damals von Fall zu Fall genau abgewogen. Sicherlich gibt es Krankheitsbilder, bei denen die künstliche Ernährung auch einmal länger aufrechterhalten wurde, es ist allerdings festzuhalten, dass die jahrelange künstliche Ernährung noch eine relativ junge Gepflogenheit ist.

Die Magensonde mit der künstlichen Ernährung über die Bauchdecke ist also ursprünglich entwickelt worden für jene Situationen, in denen es darum geht, die Zeit zu überbrücken, bis der Patient wieder selber essen kann. Zum Beispiel bei Speiseröhrenkrebs: Wenn die Speiseröhre operativ durch ein Stück Darm als Prothese ersetzt wird und die Wunde erst einmal heilen muss. Oder wenn Folgeoperationen anstehen und der Patient eine Ruhepause braucht, in der er nicht auf normalem Wege essen »muss«. Man hat ursprünglich nicht daran gedacht, Wachkomapatienten über die Magensonde jahrzehntelang künstlich zu ernähren, also künstlich am Leben zu erhalten, das Gleiche gilt für an Demenz und Alzheimer erkrankte Menschen, die ohne die künstliche Ernährung längst verstorben wären.

In den USA ist die Diagnose Demenz ein Ausschlusskriterium für eine Magensonde. Wenn ein Patient auf natürlichem

Künstliche Ernährung mit der Magensonde	
Vorteile	*Nachteile*
Sicherstellung der Ernährung durch ausbilanzierte Flüssigkeits- und Kalorienzufuhr.	Eine Magensonde ist immer ein invasiver Eingriff.
Unterstützung der Immunabwehr und geringeres Infektionsrisiko durch besseren Ernährungszustand.	Die Einstichstelle kann einen Infektionsherd darstellen.
Eventuelle Stabilisierung des Körpergewichts.	Verlust des Geschmackssinnes, wenn nicht weiterhin Nahrung und Getränke zur oralen Einnahme angeboten werden.
Geringere Aspirationsgefahr vor allem bei Schluckschwäche.	Aspirationsgefahr der künstlichen Nahrung durch Erbrechen, Aufstoßen.
Die meisten Medikamente können über die Magensonde verabreicht werden.	Unverträglichkeit der Sondennahrung, die zum Beispiel zu starken Durchfällen führen kann.
Trotz einer Magensonde ist Essen und Trinken möglich.	Wenn trotz der Magensonde Essen und Trinken möglich ist, kommt es zu immer weniger Appetit und Hunger, da über die Sondennahrung der Kalorienbedarf gedeckt ist.

Künstliche Ernährung mit der Magensonde	
Vorteile	*Nachteile*
Unabhängigkeit und Eigenständigkeit im Alltag, wenn der Patient oder die Angehörigen die Versorgung durch die Magensonde auch zu Hause selbständig durchführen können.	Bei Verabreichung zu hoher Flüssigkeits- und/oder Kalorienmengen kommt es zu Verschleimung, Übelkeit, Aufstoßen, Erbrechen, Diarrhö, Ödemen, Unwohlsein, Schweißausbrüchen.
	Die Nahrungsverabreichung erfolgt nach einem festgelegten Schema und nicht nach den Bedürfnissen des Menschen.
	In der Sterbephase wird meistens übersehen, dass der Körper des Menschen nicht mehr in der Lage ist, die festgelegte Menge zu verarbeiten und dadurch kommt es oft vermehrt zu Ödemen und zu der für Patienten und deren Angehörige sehr belastenden Rasselatmung.
	Da die Ernährung ohne Essenseingabe gesichert ist, entfällt häufig die Zuwendung, die sonst in dieser Zeit stattgefunden hätte.
	Psychische Belastung für die Betroffenen und ihre Partner.

Wege nicht mehr essen und trinken kann, weil der Schluckvorgang vom Körper vergessen worden ist, dann sieht man in den USA die Demenz als so weit fortgeschritten, dass man feststellt: sie hat einen tödlichen Verlauf. Wenn dieser Punkt erreicht ist, so die in den USA herrschende Meinung, verlängert man das Leben des betreffenden Menschen nicht mehr im Sinne einer Lebensqualität, sondern man verlängert nur noch das Sterben. In Deutschland braucht es für diesen »gnädigen Tod« eine Patientenverfügung oder im schlimmsten Fall den Weg über die Gerichte. In Deutschland gilt es als richtig, einen dementen Menschen, der nicht mehr schlucken kann, zu ernähren. Aber warum eigentlich? In der neuesten Version der Patientenverfügung, die im Kapitel zu Patientenverfügung und Vorsorgevollmacht auch empfohlen wurde, ist die Demenz übrigens ausdrücklich mit aufgenommen.
Die Magensonde soll hier nicht »verteufelt« werden, denn sie bietet auch eine Reihe von Vorteilen. Es geht lediglich darum, sich zu vergewissern, ob eine Magensonde tatsächlich sinnvoll ist. (Siehe hierzu auch die Übersicht S. 130/131.)

Vor- und Nachteile einer Magensonde

In der »Leitlinie Enterale Ernährung der DGEM (Deutsche Gesellschaft für Ernährungsmedizin), Ethische und rechtliche Gesichtspunkte« vom Februar 2004 ist endlich auch die Lebensqualität, die durch die Ernährung auf natürlichem Wege entsteht, festgehalten: »Die ärztliche Sorge um eine in Qualität und Quantität angemessene Ernährung hat eine zentrale Bedeutung zur Bewahrung von Gesundheit und Lebensqualität für die älteren Menschen. Hinzukommend folgt aus dem Umstand, dass wir Menschen im normalen Leben die Ernährung zu einem Grundvergnügen kultiviert haben, die ethische Verpflichtung für die Ernährungsmedizin, die Ernährung soweit irgend möglich als Mittler für ein positives Lebensgefühl zu gestalten.«

»Essen hält Leib und Seele zusammen«, sagt ein Sprichwort. Wenn nun nur noch der Leib zusammengehalten wird, weil die Ernährung über eine Magensonde stattfindet, wo bleibt dann die Seele? Und warum wird alten Menschen eine Magensonde verpasst, obwohl sie noch schlucken können? Warum gilt in manchen, wenn auch »aussterbenden« Pflegeheimen das ungeschriebene Gesetz, dass Patienten, die eine Patientenverfügung vorweisen, in der vermerkt ist, dass sie keine Magensonde möchten, keinen Platz bekommen? Das ist übrigens rechtswidrig.

Der Wille des Patienten zählt

Wenn eine Pflegekraft sagt, dass sie es nicht übers Herz bringt, einen Patienten nicht mehr zu ernähren, und es deshalb trotzdem tut, obwohl eine Patientenverfügung seinen ausdrücklichen Willen dokumentiert, nicht künstlich ernährt zu werden, dann begeht die Pflegekraft Körperverletzung, denn sie missachtet den Willen des Patienten. Der Wille des Patienten steht juristisch über ihrer eigenen Auffassung. Das ist nicht einfach für das Pflegepersonal. Bis vor wenigen Jahren war die vorherrschende Meinung eine andere. Gelegentlich ist das Pflegepersonal verunsichert: Das, was gestern gemacht wurde, ist heute falsch und erfüllt den Strafbestand der Körperverletzung. Deshalb ist die Information so wichtig: Was passiert tatsächlich, wenn die Ernährung ausgesetzt wird? Von Verhungern und Verdursten kann nämlich nicht die Rede sein.

Zum Glück gibt es immer weniger Heime, die auf einer Magensonde bestehen. Der Trend geht in eine andere Richtung – zum würdevollen Umgang mit den Patienten. Gerade die gemeinsamen Mahlzeiten sind sehr wichtig für die Bewohner von Heimen. Magensonden treiben in die Isolation. Magensonden können keine Seele nähren, Magensonden hungern die Seele aus. Essen ist mehr als Kalorien aufnehmen. Es ist wichtig für die Selbständigkeit und Selbstbestimmung und dazu gehört auch die Zahnpflege. Wenn man den Patienten einfach keine Zähne mehr gibt – weil sie die sowieso nicht brauchen –, dann ist dies empörend und traurig. Jeder, der sich einmal in eine solche Lage hineinversetzt, wird sofort spüren, wie hier die Entmündigung und Entwürdigung klamm und kalt und klein machen. Von außen betrachtet mögen das alles Kleinigkeiten sein. Am eigenen Leib erfahren, sind es Demütigungen, Verletzungen, Lieblosigkeiten – und manchmal ist es schlichtweg grausam.

Wenn es aufs Sterben zugeht und man dem Patienten zu viel Flüssigkeit zuführt, lagert sich diese ein in den Organen, der Lunge, unter der Haut, und das führt zu Beschwerden und Schmerzen. Eine gute Möglichkeit ist es hier, Flüssigkeit subkutan unter die Haut zu spritzen, was zu keinen Beschwerden führt. Auf die Flüssigkeit zu verzichten, bedeutet eine enorme Entlastung für einen sterbenden Menschen, weil der Körper dann die eigene Flüssigkeit aus Ödemen etc. aufbraucht. Das allmähliche Austrocknen muss nicht unangenehm für den sterbenden Menschen sein. Die Austrocknung bewirkt auch eine gewisse Schmerzstillung. Druckerscheinungen, auch der Hirndruck, nehmen ab. Der Patient fühlt sich eher wohl. Bettpfanne und Urinal werden seltener gebraucht. Das Erbrechen und der Husten werden weniger. Das alles sind die kleinen großen Beschwernisse, unter denen die Patienten am Ende ihres Lebens leiden. Gut, wenn sie erleichtert werden können, egal, ob das bewusst oder scheinbar unbewusst wahrgenommen wird. Und endlich kein Absaugen mehr!

Ein Trockenheitsgefühl im Bereich der Schleimhäute kann als unangenehm empfunden werden. Hier ist es sinnvoll, jene Medikamente abzusetzen, die zu Mundtrockenheit führen, was bei sehr vielen Psychopharmaka der Fall ist. Eine gute Mundpflege steht absolut im Vordergrund: Immer wieder Wasser in den Mund spritzen. Auf wenig Flüssigkeit zu achten heißt nicht, dass man gar nichts mehr tut, ganz im Gegenteil: Anteilnahme, Fürsorge, Körperpflege: Augen und Nasenschleimhäute, Gehörgänge, Anal- und Sexualöffnungen sowie eine sehr gute Hautpflege geben viel Gelegenheit, hier zu lindern und gut zu begleiten.
Jeder, der schon einmal heilgefastet hat, weiß, dass am dritten Tag kein Hungergefühl mehr zu spüren ist. Glückshormone überschwemmen die Fastenden. Wer keinen Hunger hat, kann nicht verhungern. Es soll nicht behauptet werden, dass die sterbenden Menschen mit Glückshormonen überschwemmt werden, allerdings ist festzuhalten, dass sie nicht hungern. Ähnlich ist es beim Durst. Das Gehirn registriert Durst, wenn der Mund trocken ist. Indem die Pflegekräfte nun mit einer sehr guten Mundpflege darauf achten, dass die Mundschleimhäute nicht austrocknen, entsteht auch kein Durstgefühl. Daraus folgt: Jemand, der keinen Durst hat, kann nicht verdursten. Das Durst-Empfinden ist unabhängig vom Flüssigkeitsstand im Körper.
Häufig brauchen Angehörige in dieser Phase sehr viel Unterstützung, um ihr Nichthandeln als Fürsorge zu verstehen und zu erleben.
Aber auch Pflegepersonal in Heimen braucht Unterstützung – dies gehört zu den Aufgaben des Palliativ-Geriatrischen Dienstes.

Der Palliativ-Geriatrische Dienst beschränkt sich nicht auf die Fragen rund um die künstliche Ernährung, wenn auch dieses Thema häufig der Anlass dafür ist, warum Angehörige von Patienten oder eben Pflegeeinrichtungen Kontakt aufnehmen. Unabhängig von der praktischen Unterstützung in der Sterbebegleitung wird Pflegeeinrichtungen umfangreiche Beratung zur Integration des Hospizgedankens angeboten. Dazu gehören Fortbildungen für MitarbeiterInnen der Altenpflege zu medizinisch-pflegerischen und psychosozialen Themen der Sterbebegleitung – zum Beispiel: In welcher Form werden Sterbewünsche der Bewohner dokumentiert, oder welche Abschiedsrituale lassen sich in Heimen verwirklichen?

HospizhelferInnen ergänzen das Angebot mit der Bereitschaft, mitmenschlichen Beistand zu leisten. Neben Einzelbegleitungen und Tag- oder Nachtwachen in akuten Sterbesituationen gehen einzelne Hospizhelferinnen regelmäßig in Pflegeheime. In Pflegeheimen hat oft niemand Zeit, sich um diejenigen Menschen zu kümmern, die im Sterben liegen. Da allerdings nicht genügend HospizhelferInnen für alle Heime bereit sind, wird der Aufbau von Hospizhelfergruppen in den Heimen unterstützt. Immer mehr Heime fördern ihre Mitarbeiter diesbezüglich – und das kommt nicht nur den Bewohnern zugute, sondern zeigt sich auch in einem guten Miteinander am Arbeitsplatz.

In einer Untersuchung (Falkenstein 2001) wurde gefragt, inwieweit die Konfrontation mit dem Leiden und Sterben älterer Menschen bei den Altenpflegerinnen und -pflegern zu psychischen Belastungen führt. Bei der Frage nach dem Erfolg ihrer Arbeit nannten die MitarbeiterInnen am häufigsten eine erfolgreiche Mobilisierung der Bewohner, also wenn jemand nach einem Schlaganfall wieder mobil gemacht werden konnte. Die gute Sterbebegleitung wurde weit nach hinten eingereiht. Insofern kann man schließen, dass die gute Sterbebegleitung im beruflichen Selbstverständnis der Pflegekräfte keine vordergründige Rolle spielt, eher dem beruflichen Selbstverständnis zu widersprechen scheint – ähnlich wie bei den Ärzten. Hier könnte mit einem Umdenken, das die gute Sterbebegleitung als Erfolg wertet, viel erreicht werden. Für die sterbenden Menschen und für das Pflegepersonal, denn dadurch erführe seine Arbeit eine Aufwertung. Genau dies ist der Weg, den die Hospizarbeit beschreitet – und in manchen Regionen ist sie schon recht weit damit gekommen. Viele Pflegeheime sind derzeit dabei, hausinterne Hospizhelfergruppen aufzubauen, die aus ehrenamtlichen MitarbeiterInnen bestehen. Diese HospizhelferInnen arbeiten Hand in Hand mit den Pflegekräften und unterstützen dort, wo sie gefragt werden. Sie lesen vor, sie helfen beim Essen eingeben, sie halten Nacht- und Tagwachen im Sterbeprozess. Fast stellt sich die Frage: Ist nicht nur ein solches Pflegeheim »kompetent«, das Hilfe zum würdevollen Sterben anbietet? Viele Heime vergessen den Tod in ihrer Werbung komplett. Da ist die Rede von den Sport- und Freizeitangeboten, der medizinischen Versorgung, den Erfolgen bei der Therapie, und die Bilder zeigen aktive alte Menschen, so wie auch die Werbung für Senioren, und meistens sind sie hell gekleidet, jugendlich. Das entscheidende Kriterium, das hier vergessen wird, lautet: Wie hoch ist der Wert der Sterbebegleitung in diesem Heim? Ein Kriterium, das man genau prüfen sollte, bevor man sich für ein Heim entscheidet. Viele Heime achten heute schon darauf, ob eine Patientenverfügung vorhanden ist, und wenn nicht, bitten sie darum, eine zu erstellen und auch eine Vorsorgevollmacht zu erteilen – damit das Vormundschaftsgericht nicht hinzugezogen werden muss, wenn ein Bewohner seine Entscheidungsfähigkeit verliert.

Das hospizliche Handeln in Alten- und Pflegeheimen

Die meisten Menschen sind in Pflegeheimen gut aufgehoben. Nicht die schönen Beispiele sind die Einzelfälle, sondern die Horrorszenarien, die von den Medien verbreitet werden. Doch natürlich ist es nicht von der Hand zu weisen, dass es Situationen gibt, wo die Mitarbeiter in Pflegeheimen überfordert sind – von Richtlinien ihrer Heimleitung oder bestimmten Krankheitsbildern zum Beispiel. Und auch Ärzte sind überfordert, wenn sie Symptome nicht in den Griff bekommen. Dies anzuprangern, ist nicht Thema dieses Buches, das aufzeigen möchte, wie es auch anders geht – nämlich durch das Engagement der Hospizbewegung. Die Gesundheitsreform wird nicht dazu führen, dass sich alle Pflegeheime in stationäre Hospize verwandeln. Doch bestimmte Elemente aus der Hospizarbeit werden immer mehr Bewohnern und Patienten zugutekommen. Die Veränderung hat bereits begonnen – wenn auch noch nicht überall, doch ein Anfang ist gemacht.

WENN HERR P. DIENST HAT, MUSS ER KONTROLLIEREN

Herr P. war früher Nachtwächter. Und das ist er heute auch noch. Nachts wird er munter. Und vergisst, dass er sich in einem Seniorenstift befindet. Herr P. »geistert« durch das Haus. 86 Jahre ist er alt und körperlich noch ziemlich fit. Er lebt nicht in der Gegenwart, sondern hat sich zurückgezogen in seine Vergangenheit. Und dort hat er Dienst.

In einem herkömmlichen Pflegeheim würde Herr P. vielleicht ans Bett geschnallt. Denn wenn er nachts durch die Gänge wandert, könnte er sich verletzen, er würde nicht mehr in sein Zimmer finden – und das ist auch keine gute Situation, er würde vielleicht Angst bekommen, sich völlig verloren fühlen, weinen. Wenn Herr P. Dienst hat, und das merkt das Pflegepersonal sofort, weil Herr P. sich dann nicht ins Bett bringen lassen will, nimmt ihn die Nachtschwester mit auf ihre Runde. Während sie sich um andere Patienten kümmert, kontrolliert Herr P., ob alle Fenster verschlossen sind. Vor manchen Patientenzimmern hält er Wache. Die Nachtschwester, die im Zimmer beschäftigt ist, hat einen Stuhl dabei, auf den sich Herr P. setzen könnte, aber er ist nicht müde. Im Dienst sitzt man doch nicht. Da muss man kontrollieren! Wenn dann die Runde gemacht ist, ist Herr P. doch ein bisschen müde, und da er seine Aufgabe erfüllt hat, lässt er sich ruhig zu Bett bringen.

❁

Die Nachtschwester ist zufrieden. Herr P. ist zufrieden. Aufwand dieser Aktion: gering. Kosten: keine. Anforderung: Einfühlungsvermögen und Phantasie.

Dies ist ein Beispiel von vielen, wie mit alten Menschen auch umgegangen werden kann. Der Schlüssel liegt in der inneren Einstellung des Pflegepersonals, die natürlich von der Heimleitung vorgelebt wird. Die neuen Möglichkeiten der Abrechnung mit den Krankenkassen werden hier sicherlich motivierend wirken.

In Alten- und Pflegeheimen wohnen alte und sehr alte, gesunde, kranke, sehr kranke, geringfügig und aufwendig pflegebedürftige Menschen. Allein ihre Einschränkungen – und sind das überhaupt welche, ist es nicht einfach der Lauf der Natur – zu sehen, wäre fatal und bringt auch keine Befriedigung in der Arbeit. Das Geheimnis liegt darin, das zu würdigen, was ein Mensch in seinem Leben geleistet und geschaffen hat. Damit ist es relativ einfach, einen Menschen wertschätzend zu behandeln.

Je älter der Mensch wird, desto schwieriger scheint es jedoch zu sein, ihn in diesem Kontext zu würdigen. Auch dazu braucht es Phantasie und Engagement. Dieser Mensch hat sein Leben gelebt. Vielleicht hat er den Krieg erlebt. Kinder großgezogen. Eine Firma aufgebaut. Seinen Schrebergarten hingebungsvoll zum Blühen gebracht. Sich gesellschaftspolitisch engagiert. Für ein Nachbarskind gesorgt. Bei jedem Menschen gibt es etwas, das man würdigen kann. Auch eine Lebensweise kann wertgeschätzt werden. Dass Frau S. immer so optimistisch ist, obwohl ihr das Leben eine Reihe von Schicksalsschlägen bescherte. »Das wird schon wieder«, sagt sie zu der Pflegekraft, die heute ein bisschen bedrückt wirkt. Und weil die Pflegerin weiß, was Frau S. in ihrem Leben alles so erfahren hat und wie sie es dank ihrer inneren Zuversicht schaffte, stets das Beste daraus zu machen, bedeutet ihr der kleine Satz etwas. Ja, das wird schon wieder. Als Frau S. auf die Station kam, hat sie nur ganz wenig gesprochen. Einmal hat sie der Pflegerin etwas von ihrer Heimat erzählt. Irgendwo in Ostpreußen. Die Pflegerin hat im Internet recherchiert, das Dorf gefunden und sagte Frau S. dann ein paar Namen. Da strahlte Frau S. In ihrem Gesicht ging förmlich eine Tür auf, und in diesem Moment zog Frau S. wirklich ein in dieses Altenstift. Und wenn sie nun gewaschen wird, erzählt sie von früher. Es herrscht eine schöne Stimmung, und es wird auch viel gelacht.

Nach der Lebensgeschichte zu fragen, lässt Würde entstehen und achtet den anderen als das, was er ist, ein Mensch mit Gefühlen und Gedanken, Geschichten und Zweifeln, Sorgen und Fragen, Ängsten und Hoffnungen.

Viele Menschen geben an, dass sie lieber sterben, bevor sie pflege- und hilfsbedürftig sind. Krankheit und Pflegebedürftigkeit stellen eine Bedrohung dar. Eine traurige Aussage, die kein Vertrauen in die Fürsorge für alte und pflegebedürftige Menschen zeigt.

Die Leute »draußen« meinen, im Heim, da seien die Bewohner versorgt. Damit wird die Verantwortung delegiert an ein Heim, an eine Organisation. Und teuer genug ist es wohl auch. Doch die Versorgung allein macht es nicht. Damit ein Mensch sich wohlfühlt, braucht es mehr als nur seine körperliche Versorgung. Manche Heime leisten dies, andere nicht. Ehrenamtliche HelferInnen ergänzen die körperliche Versorgung durch ihr Engagement – und manchmal helfen sie auch hier mit. In einem Seniorenstift in der Nähe von München kommen zur Mittagszeit mehrere Helferinnen, meist ältere Damen, die den Menschen, die nicht mehr alleine essen können, dabei helfen. Dafür bekommen sie vom Seniorenstift ein Mittagessen. Manche der HelferInnen haben mittlerweile eine enge Beziehung zu »ihren« Patienten aufgebaut. Beide Seiten profitieren. Die HelferInnen, meist Witwen, haben eine Aufgabe und die Patienten eine fürsorgliche Begleitung. Früher und in manchen Heimen hätten die Patienten, die nun gefüttert werden, vielleicht eine Magensonde bekommen.

Für ältere Menschen ist es sehr wichtig, nicht zur Last zu fallen. Natürlich ist ein »braver« Heimbewohner angenehm und pflegeleicht. Doch auch ein unangepasster Heimbewohner verdient es, mit Achtung und Respekt behandelt zu werden. Schließlich sind es häufig die eher »unbequemen Zeitgenossen«, Querdenker eben, die die Gesellschaft weitergebracht haben. Gründet nicht auch die Hospizbewegung auf einer Querdenkerin? Sich dies zu vergegenwärtigen, kann auch im Umgang mit schwierigen Bewohnern helfen. Die Erfahrung zeigt übrigens, dass die Schwierigkeiten meistens sofort ver-

schwinden, wenn die Patienten respektvoll behandelt werden.
Warum soll Frau B. jetzt ins Bett? Sie ist nicht müde. Sie wird unleidig. In einer Viertelstunde ist Schichtwechsel. Wer sagt denn, dass bei Schichtwechsel alle Bewohner gewaschen im Bett liegen müssen? Frau B. will nicht ins Bett. Sie ist 92 Jahre alt und sollte das selbst bestimmen dürfen. Die Pflegekraft kann nun um die Einhaltung der Ordnung kämpfen und Frau B. gut zureden, was vielleicht nicht fruchtet. Am Ende sind beide entnervt, Frau B. und die Pflegekraft. In immer mehr Heimen werden solche Krisensituationen einfühlsam gehandhabt. In diesem Fall informiert die Pflegekraft beim Schichtwechsel ihre Kollegin darüber, dass Frau B. noch nicht im Bett ist – und das wird dann später in Ruhe von der Nachtschwester übernommen. Frau B. ist zufrieden, das Pflegepersonal ist es auch. Wo liegt das Problem? Probleme entstehen immer dann, wenn wir ausschließlich nach Richtlinien handeln und die menschlichen Bedürfnisse dabei übersehen.
Auch hier: Aufwand gering, Kosten keine, Anforderung: Flexibilität. Nutzen: Zufriedenheit der Bewohner und Zufriedenheit der Pflegekräfte. Flexibilität funktioniert sehr gut bei einem guten Team. Zufriedene Pflegekräfte bilden ein gutes Team. Ein gutes Team fördert die Zufriedenheit der Pflegekräfte. Zufriedene Pflegekräfte sind bessere Pflegekräfte als solche, die gestresst sind. Zum Beispiel davon, dass ein Bewohner schon wieder klingelt.
Es ist erschütternd, wenn Bewohner das Gefühl haben, ihr Hilferuf würde das Personal ärgern. Hauptsache, nicht zur Last fallen. Es geht schon, es geht schon. Bloß nicht auffallen. Es ist sehr traurig, wenn Bewohner dahin getrieben werden, sich selbst geringzuschätzen. Abhängig von der Gnade des Pflegepersonals. Dies ist belastend für die Bewohner und für das Pflegepersonal.
Es sind viele Kleinigkeiten, die in der Summe dazu führen,

wie die Atmosphäre in einem Heim sich gestaltet. Zum Beispiel bei der Körperpflege: Nur weil jemand in ein Pflegeheim einzieht, muss er nicht jeden Tag einmal oder gar zweimal von Kopf bis Fuß gewaschen werden. Für die Generation, die derzeit hauptsächlich in den Pflegeheimen wohnt, ist dies überhaupt nicht üblich. Da wurde ein- oder zweimal in der Woche gebadet oder geduscht. Körperpflege ist für diese Generation nicht das große Thema. Insofern ist es den Bewohnern ganz recht, wenn es vielleicht morgens oder abends nur eine Katzenwäsche gibt, und dafür wird aus der Zeitung vorgelesen oder sonst etwas anderes gemacht. Es geht nicht darum, Menschen nicht mehr zu waschen, sondern auf ihre Bedürfnisse zu achten. Beziehungspflege und Bezugspflege sind hier zwei Stichwörter.

Bezugspflege bedeutet, dass zwei oder drei Mitarbeiter für sechs oder sieben Bewohner verantwortlich sind. Beziehungspflege bedeutet, dass die Versorgung der Bewohner zum Beziehungsaufbau genutzt wird, so dass Bewohner und Angehörige wissen, wer ihre AnsprechpartnerInnen sind.

Die Beziehungspflege findet während der Grundpflege statt und steht für die Haltung, die die Pflegekraft dem Bewohner gegenüber einnimmt: wertschätzend und achtungsvoll. Da sich Bewohner und Pflegekraft gut kennen, weil sie häufig zusammen sind, entwickelt sich auch eine Beziehung. Patienten die bettlägerig sind, werden vielleicht mit Musik geweckt, wenn man merkt, dass ihnen das guttut. Was einem Menschen guttut, das kann man nur herausfinden, indem man eine Beziehung zu ihm aufbaut. Vertrauen – darauf basiert der tägliche Umgang.

Wenn ein Bewohner im Sterben liegt, kann die Pflegekraft entscheiden, ob sie sich in dieser Zeit verstärkt um diesen Menschen kümmern möchte und bei den anderen Bewohnern vorübergehend nur eine minimale Versorgung durchführt, eben um mehr Aufmerksamkeit für den sterbenden Menschen zu haben. Das wird vom Team dann mitgetragen. Und auch die anderen Bewohner haben Verständnis für diese Situation. Miteinander – nicht gegeneinander geschieht das hospizliche Handeln.

Heimleitungen, die ihren Mitarbeitern hier freie Hand geben, auf Flexibilität und Kreativität setzen, haben weniger Sorgen mit dem Krankenstand der Mitarbeiter, ganz einfach, weil die Arbeit weniger stresst und krank macht. Das bedeutet natürlich nicht, dass die Bewohner in irgendeiner Weise vernachlässigt werden. Es bedeutet lediglich, dass der Mensch im Vordergrund steht, nicht eine bürokratische Richtlinie. Alten- und Pflegeheime stehen unter strenger Kontrollaufsicht.

Die den Bewohnern zugewandte Haltung wird nicht gesondert honoriert. Deshalb ist die Mitarbeit der ehrenamtlichen HelferInnen so unendlich wertvoll. Ein Netz von ehrenamtlichen MitarbeiterInnen aufzubauen und es sinnvoll zu koordinieren, sich immer mal etwas Neues einfallen zu lassen, unkonventionell und flexibel – das zeichnet eine kreative und erfolgreiche Heimleitung aus. Es liegt auf der Hand, dass die Fluktuation der hauptberuflichen MitarbeiterInnen hier sehr niedrig ist.

Es ist ein schönes Gefühl für Gebende und Nehmende, wenn etwas gern gemacht wird. Der Bewohner im Heim fühlt sich besser und auch die Pflegekraft. Und – das sollte schließlich nicht vergessen werden: Pflegekräfte werden für ihre Arbeit bezahlt. Sie tun sie nicht umsonst.

Dennoch kann nicht oft genug betont werden, dass die Art und Weise, wie die Arbeit getan wird, nicht von der einzelnen Pflegekraft entschieden wird, sondern von der Heimleitung, die maßgeblich den Geist, der in einem Heim herrscht, bestimmt. Ist es ein den Bewohnern zugewandter oder ein den Bewohnern abgewandter? Es kann davon ausgegangen werden, dass jene Heime, die nicht mit der Zeit gehen, das

Zeitliche segnen werden, ganz einfach weil es ihnen an Bewohnern mangeln wird. Um den Bedarf vorauszusehen, muss man die Zielgruppe betrachten. Die Menschen, für die das Alten- und Pflegeheim in der nahen Zukunft in Betracht kommt, haben andere Ansprüche und sind andere Umgangsformen gewöhnt als die Menschen, die den Krieg erlebten. Eine weitere Aufgabe für die Heime der Zukunft wird es sein, sich verstärkt um die Bedürfnisse demenzkranker Menschen zu kümmern, von denen es – bedingt durch die steigende Lebenserwartung – immer mehr geben wird.

Ein dicht geknüpftes Netz: Sozialarbeit in der Hospizbewegung

Ein Hospiz ist eine Einrichtung, bei der auch sehr viel Wert darauf gelegt wird, jenen Menschen, die sich den Aufenthalt im Hospiz nicht aus eigenen Mitteln leisten können, unterstützend beizustehen: zum Beispiel beim Ausfüllen von Anträgen zur Kostenübernahme nach SGB (Sozialgesetzbuch) 12, »Ergänzende Grundsicherung«. SozialpädagogInnen wissen, wie solche Anträge auszufüllen sind, vor denen sich manche Menschen geradezu fürchten – und sie dann auch meiden, wodurch sie Hilfe nicht in Anspruch nehmen, die ihnen gesetzlich zusteht. Insofern erfüllt die Sozialarbeit in der Hospizbewegung eine wichtige Funktion.

Im Christophorus Hospiz Verein e. V. in München gibt es vier SozialpädagogInnen mit Zusatzausbildung in Palliative Care, die auch dafür sorgen, dass die »Standards« erfüllt sind. Dazu gehört beispielsweise eine Vorsorgevollmacht. Alle Formalitäten sollten so früh wie möglich erledigt werden, am besten natürlich von den betreffenden Menschen selbst. Es ist immer besser, wenn ein Patient seinen Willen selbst geäußert hat, als wenn die Angehörigen überlegen, was ihm wohl am liebsten gewesen wäre oder das zwar wissen, dann aber dennoch mit dem Vormundschaftsgericht oder anderen Stellen zu kämpfen haben. Wenn die Formalitäten erledigt sind, kann man sich darauf konzentrieren, was eigentlich wichtig ist: Die Begleitung der kranken und sterbenden Menschen. Dabei geht es nicht darum, den Menschen alles abzunehmen, sondern sehr genau zu schauen: Welche Ressourcen sind vorhanden, die die Menschen durch die Ausnahmesituation, in der sie sich befinden, vielleicht selbst gar nicht wahrnehmen. Wo hängen sie fest? Wie können sie wieder handlungsfähig gemacht werden?

Hilfe zur Selbsthilfe

SozialpädagogInnen machen häufig Hausbesuche – diese können bei den Patienten in der Wohnung stattfinden, auf der Palliativstation, im Krankenhaus oder Pflegeheim. Gelegentlich finden Erstgespräche auch im Hospiz selbst statt. Wenn der Bedarf gegeben ist, kommt die Sozialarbeiterin in Begleitung einer medizinisch-pflegerischen Palliativfachkraft zu einem Hausbesuch. Ihre Arbeit ist, wie auch die des gesamten ambulanten Dienstes, kostenfrei.

Alle Formalitäten werden nicht unbedingt gleich beim ersten Termin besprochen. Der erste Termin dient einem gegenseitigen Kennenlernen. Man überlegt vielleicht, einen Antrag auf Leistungen aus der Pflegeversicherung bei der Krankenkasse zu stellen. Die SozialpädagogInnen sind sich sehr wohl darüber bewusst, dass sie sozusagen Fremde sind – und nun plötzlich Kenntnis über so intime Details erhalten sollen wie finanzielle Reserven, von denen wiederum abhängt, ob beispielsweise eine 24-Stunden-Pflege möglich ist, die die Sozialpädagogin dann auch über einen bestimmten Pflegedienst arrangieren könnte. Meistens werden die SozialpädagogInnen mit offenen Armen empfangen – und so bleibt es bei ihnen zu staunen, wie schnell Patienten und Angehörige Vertrauen fassen. Das liegt sicherlich auch an der respektvollen Haltung, mit der die SozialarbeiterInnen ihnen begegnen. Hier wird niemandem etwas aufgedrängt, es wird behutsam eruiert, was im Einzelfall gewünscht ist. Manchmal fragen Patienten und Angehörige auch von sich aus nach Prospekten zu den Themen Patientenverfügung oder Vorsorgevollmacht. Selbstverständlich hat die Sozialpädagogin umfassendes Informationsmaterial dabei, das sie auch gerne persönlich erklärt. Nicht nur ausländische MitbürgerInnen haben manchmal Schwierigkeiten mit der Amtssprache.

❁

Ein Türke, seit vielen Jahren in Deutschland lebend und Analphabet, weiß nicht, wie er die Tabletten, die ein Arzt seiner Frau verschrieben hat, dosieren soll. Er hat auch nicht verstanden, was der Arzt gesagt hat. Eine Sozialarbeiterin informiert sich über den Fall und führt dann ein Gespräch mit dem türkischen Ehepaar.

Eine 55-jährige Frau aus Bukarest kommt nach München, um ihre Tochter zu besuchen, die hier mit einem Stipendium studiert. Kaum angekommen, erkrankt die Mutter schwer. Sie ist nicht krankenversichert. Es stellt sich heraus, dass sie an Creutzfeldt-Jakob erkrankt ist. Die Tochter hat nur ein winzig kleines Zimmer in München. Dort liegt die schwerkranke Mutter nun, notdürftig versorgt. Ein Nachbar hat der Tochter vom Hospiz erzählt, und seither wird die Mutter vom ambulanten Hospizdienst betreut. Die Sozialpädagogin kümmert sich nun um bürokratische Details dieses sehr komplizierten Falles.

❁

Die professionelle psychosoziale Arbeit im Palliativ- und Hospizbereich setzt grundlegendes Basiswissen in verschiedenen Gebieten voraus: sozialrechtliche Kenntnisse, psychologische Kenntnisse, Arbeit mit dem System Familie, Kenntnisse der Lebenswelt des sozialen Nahraums, Grundlagen der Trauerarbeit, Beratung, Grundkenntnisse in Palliativmedizin und Palliativpflege, organisatorische und institutionelle Kenntnisse. Allein lebende Menschen, finanziell knappe Menschen, vielleicht noch mit schweren Schicksalen, werden öfter von Sozialarbeiterinnen begleitet. Wo es Angehörige gibt, kümmern sich diese häufig um die Angelegenheiten eines kranken Menschen, und die SozialarbeiterInnen werden um Hilfe gefragt, wenn spezielle Fragen auftauchen oder wenn eine Situation eskaliert. Als KrisenmanagerInnen sind sie häufig im Einsatz.

EINLADUNGEN ZUM TEE – FRAU N. WEISS, WAS SIE WILL

Der Sozialdienst einer Reha-Klinik wendet sich an den ambulanten Hospiz- und Palliativdienst. Eine 91-jährige Frau wird demnächst entlassen und soll in ihrer Wohnung weiterbetreut werden. Die Frau sei geistig sehr wach und rege, doch brauche sie unbedingt Hilfe.
Eine Sozialarbeiterin verabredet telefonisch mit Frau N. einen Termin zu einem Hausbesuch. Frau N. öffnet die Tür selbst: eine kleine Person im zart rosafarbenen Morgenmantel mit zerzausten, schlohweißen Haaren. Sehr zierlich. Sehr dünn. Sehr zerbrechlich. Und unglaublich zäh. Frau N. wohnt schon immer allein. Ihre ganze Liebe gehört den Büchern. Und so sieht es in ihrer schönen großen Wohnung aus. Bücher, Bücher, Bücher. Frau N. hat auch selbst einen Gedichtband ver-

öffentlicht, was sie allerdings erst beim Abschied erzählt, nachdem die Zeit förmlich verflogen ist. Frau N. ist klug und feinsinnig und trotz ihres hohen Alters sehr flexibel und eine interessante Gesprächspartnerin, die gar keine Lust hat, über ihre Situation zu sprechen, wo es doch so viel Wichtiges zu bereden gibt über die Literatur und überhaupt: die weltpolitische Lage! Frau N. freut sich sehr über den Besuch – seit es mit ihren Augen immer schlechter wird und sie nicht mehr lange lesen kann, ist sie froh über jede Ansprache.

Die Sozialpädagogin drängt trotzdem darauf, über die zukünftige Versorgung von Frau N. zu sprechen. Die will auf keinen Fall in ein Heim. Sie möchte in ihrer Wohnung bleiben. Sie hat eine gute Pension und eine Zusatzversicherung und schon alles vorbereitet. Flink drückt sie der Sozialarbeiterin einen Packen Papier in die Hand. Schon beim ersten Blick entdeckt diese, dass sich darunter einige Rechnungen befinden, die in die Tausende gehen. Sie nimmt die Papiere mit, wird sie später kontrollieren und in zwei Fällen Widerspruch einlegen. Doch schnell wird klar, dass dies zu viel Arbeit ist, und so schlägt sie beim zweiten Besuch einen gesetzlichen Betreuer vor.

»Wenn Sie mir das raten«, sagt Frau N., »dann will ich das gerne machen. Aber ich will den Herrn oder die Dame kennenlernen.«

»Selbstverständlich«, sichert die Sozialpädagogin zu. Sie beantragt am nächsten Tag einen gesetzlichen Betreuer, der vom Vormundschaftsgericht eingesetzt wird. Es ist zwar möglich, einen bestimmten Betreuer vorzuschlagen, doch es ist Sache des Richters, wen er einsetzt. Als der gesetzliche Betreuer feststeht, wird ein Treffen vereinbart. Frau N. lädt ihn zum Tee ein und ist auf Anhieb begeistert von ihm, vor allem, als sich herausstellt, dass seine Frau Engländerin ist und er mit Frau N. englisch sprechen kann. Frau N. war Studienrätin für Englisch, Geschichte und Deutsch. Sie ist regelrecht gerührt, als sie erfährt, dass ihr gesetzlicher Betreuer vom Vormundschaftsgericht bezahlt wird. Am liebsten würde sie ihn jede Woche zum Tee einladen, denn sie hat nicht mehr viele Freunde. Eigentlich gar keine mehr. Alle schon tot. Das ist hart für die vielseitig interessierte Dame, die schmerzlich Gesprächspartner vermisst. Die Sozialpädagogin, die ebenfalls wöchentlich zum Tee eingeladen wird, was sie allerdings nicht wahrnehmen kann, vermittelt Frau N. eine ehrenamtliche Hospizhelferin, die Frau N. einmal wöchentlich, manchmal auch zweimal, vorliest und mit ihr spazieren geht. Morgens kommt ein Pflegedienst, und mittags wird Essen auf Rädern gebracht.

Als sich Frau N.s Zustand nach einem halben Jahr verschlechtert, spricht die Sozialpädagogin das stationäre Hospiz an. Frau N. möchte zu Hause bleiben. Die Sozialpädagogin organisiert über eine Agentur eine 24-Stunden-Pflege. Dank ihrer finanziellen Rücklagen kann Frau N. sich das leisten, und sie hat auch ein großes freies Zimmer in ihrer Wohnung, in das die Pflegerin einziehen kann. Drei Wochen später ist sie schon da, und als die Sozialpädagogin zum nächsten Hausbesuch kommt, sitzt die Pflegerin händchenhaltend mit Frau N. auf dem Sofa und liest ihr aus der Tageszeitung vor. Da haben sich zwei gefunden!

Als die Sozialpädagogin aus einem längeren Urlaub zurückkommt und mit Frau N. telefoniert, erfährt sie, dass in dieser Woche eine neue Pflegerin eintreffen wird. Frau N. klingt unglücklich. Und dann geht alles ganz schnell:

Am Tag, an dem die neue Pflegerin ihren Dienst beginnen soll, bringt die Lieblingspflegerin Frau N. einen Kaffee ans Bett: »Wenn Sie den getrunken haben, Frau N., dann werde ich das Bett frisch beziehen. Damit auch alles schön in Ordnung ist für meine Nachfolgerin.«

»Das wird nicht mehr nötig sein«, sagt Frau N., schließt die Augen und stirbt.

Angehörige, die Kranke zu Hause pflegen, stehen unter großer Belastung und verlieren oft den Überblick, was getan werden muss und in welcher Reihenfolge. Sie schieben es zu lange auf, ehe sie sich um eine höhere Pflegestufe kümmern, vergessen Hilfe zu beantragen, geschweige denn, dass sie auf sich selbst und ihre eigene Gesundheit achten. Das Unterste wird zuoberst gekehrt. Alles ist chaotisch, und nie ist wirklich Zeit. Sehr oft überfordern Angehörige sich total – und merken es gar nicht oder erst, wenn es fast schon zu spät ist. Manchmal können sie selbst auch gar nicht mehr erkennen, wie gefährlich eine Situation ist. Dass zum Beispiel ihr an einem Gehirntumor erkrankter Angehöriger jederzeit die Wohnung anzünden oder einfach weglaufen kann. Gefahren werden zum Teil nicht mehr wahrgenommen. Oder die Angehörigen stellen übermenschliche Anforderungen an sich selbst. Wenn sie zum Beispiel meinen, sie müssten den Patienten rund um die Uhr beschäftigen. Das kann auf Dauer niemand durchhalten. Da ist es auch wichtig, zu entlasten und vielleicht vorsichtig vorzuschlagen, einen Patienten dann eben einmal eine Weile in Ruhe zu lassen ohne Beschäftigung und an sich selbst zu denken.

Die SozialpädagogInnen behalten die Angehörigen sehr genau im Blick, um frühzeitig zu erkennen, wer »wackelt«. Die Pflege eines schwerkranken Menschen zu Hause erfordert ein gut funktionierendes stabiles System, das aus mehreren Säulen besteht. Wenn eine Säule einknickt, werden auch die anderen instabil. Die Sozialpädagogin schaut immer wieder, ob das System noch in Balance ist. Wo Brüche drohen, greift sie ein. Ob mit Unterstützung bei bürokratischen Fragen oder indem sie zusätzliche Säulen installiert: ehrenamtliche Helfer, Pflegedienste etc. Um das System funktionsfähig zu hal-

ten, darf nichts übersehen werden: Wie viel kann dem Pflegedienst zugetraut werden? Wie geht es den Angehörigen im Moment? Was braucht der Patient? Wie sieht es mit der finanziellen Versorgung aus? Wie gestaltet sich die Wohnsituation? Gibt es Wichtiges aus der Familiengeschichte, das eventuell bearbeitet werden sollte? Das alles muss immer wieder überprüft werden: Trägt es noch?
Die Hilfe zur Selbsthilfe hat oberste Priorität. Wie können Menschen, die in der schwierigen Situation sind, einen anderen Menschen beim Sterben zu begleiten, selbst begleitet werden? Wie können sie wieder handlungsfähig gemacht werden? Wie können sie am besten unterstützt werden – und zwar langfristig? SozialarbeiterInnen sind ständig auf der Suche nach Lücken im Netz – und viele davon können sie »reparieren«. Entweder durch Eigeninitiative oder indem sie kompetente Fachstellen hinzuziehen – Pflegekasse, Sozialamt, Möglichkeiten für Förderungen, Spenden etc. Von entscheidender Bedeutung ist hier immer wieder die detaillierte Aufklärung und Information, die Patienten und auch Angehörigen die Freiheit gewährt, selbst zu entscheiden.

ES IST MIR UNHEIMLICH – FRAU M. WEISS NICHT, WIE STERBEN GEHT

Frau M., 58 Jahre alt, pflegt ihre schwerkranke Mutter. Es geht dem Ende zu, und Frau M. hat furchtbare Angst. »Ich weiß doch gar nicht, wie das geht mit dem Sterben«, sagt sie. Sie fühlt sich völlig überfordert. Natürlich möchte sie es ihrer Mutter ermöglichen, zu Hause zu sterben. Aber wenn sie etwas falsch macht? Woher soll sie wissen, welche Zeichen was bedeuten?
Nachdem sich die Sozialpädagogin davon überzeugt hat, dass

es der Wunsch von Mutter und Tochter ist, die Begleitung zu Hause durchzuführen, erklärt sie den beiden Frauen, was genau passiert, wenn der Sterbeprozess beginnt, was beim Krankheitsbild der Mutter relativ gut vorauszusagen ist. Genauso verläuft der Sterbeprozess dann auch. Die Tochter fühlt sich absolut sicher, da die Situation »normal« ist. Und die Mutter fühlt sich gut aufgehoben, weil ihre Tochter keine Angst mehr hat.

Manchmal kommt eine Sozialpädagogin zum Erstbesuch in eine Wohnung und denkt vielleicht: Hier müsste dringend aufgeräumt oder Wäsche gewaschen werden. Im Gespräch stellt sich dann heraus, dass dies für den betreffenden Menschen gar nicht wichtig ist. Er wünscht sich einen Ausflug in den Tierpark. Das hat Priorität. Und das gilt es dann auch in die Wege zu leiten – falls es der Zustand des Patienten zulässt. Dies ist die ständige Herausforderung an alle Mitarbeiter im Hospiz: Nicht die eigenen Vorstellungen umzusetzen, sondern sich selbst völlig zurückzunehmen und herauszufinden, was für den Patienten wichtig ist – natürlich immer im Rahmen realistischer Möglichkeiten.
Die SozialpädagogInnen können nicht davon ausgehen, dass sich Patienten und Angehörige von selbst melden. Viele Menschen sind das nicht gewöhnt. Also müssen die SozialpädagogInnen nachtelefonieren. Wie ist der aktuelle Stand der Dinge? Es gehört Feingefühl dazu, eine Begleitungssituation zu schaffen, die fast unsichtbar ist, sich niemals aufdrängt, und doch immer da ist.
»Sie rufen mich an, wenn sich etwas verändert?«, bittet die Sozialpädagogin eine Angehörige.
»Ja, ja«, sagt die Angehörige und meint nein.
Als die Sozialpädagogin dann aber anruft, ist sie froh. Diese

Kommunikation ist eine Gratwanderung, die viel Erfahrung benötigt. Manche Menschen schämen sich auch, um Hilfe zu bitten. Deshalb versuchen die SozialpädagogInnen immer herauszufinden, wie Menschen mit Hilfe umgehen – um dann ihre Hilfe anzubieten, ohne dass die Betroffenen sich gekränkt oder beschämt fühlen. Manchmal müssen sie auch erst lernen, Hilfe anzunehmen.
Das Sterben eines Menschen kostet die Angehörigen sehr viel Energie, ganz gleich ob man sich ihm bewusst aussetzt oder versucht, es zu verdrängen. Gerade bei der Verdrängung des Todes wird manches übersehen, was wichtig wäre, weil der nahende Tod eine Glasglocke über den Alltag stülpt. Außen tobt das Leben: Krankenkasse, Ämter, drohender Wohnungsverlust, Schulden. Aber die Patienten und ihre Angehörigen schieben das alles weg. Keine Kraft, sich darum zu kümmern. Aufgabe der Sozialpädagogin ist es hier, den Überblick zu behalten und aufzupassen, dass nichts aus dem Ruder läuft, dass keine Frist verpasst wird, dass alles Nötige erledigt wird und die Betroffenen dennoch Ruhe haben, damit das Sterben so verlaufen kann, wie sie es sich wünschen.

Wer passt zu wem: ehrenamtliche Begleitung

Zu den Aufgaben der SozialpädagogInnen im Münchner Hospiz gehört auch die Einsatzleitung für die rund 150 ehrenamtlichen HelferInnen. Diese brauchen professionelle Koordination, Beratung und Supervision. Eine entscheidende Frage ist es immer wieder: Wer passt zu wem?
Die SozialpädagogInnen freuen sich, wenn sie ein gutes Händchen haben. Dank ihrer großen Erfahrung ist das meis-

tens der Fall. Wenn ein Patient beispielsweise nichts von Religion wissen will, kann ihm kein ehrenamtlicher Helfer zugeteilt werden, der am liebsten mit seinen Patienten betet.
Nicht immer sind die Kriterien der Auswahl so einfach wie bei der Frage nach der Religiosität. Die Sozialpädagoginnen berücksichtigen vielerlei Faktoren. Manchmal tut es einem Patienten gut, wenn er mit einem Begleiter zusammengebracht wird, der noch mal frischen Wind in sein Leben bringt. Sei es durch eine Fahrt im offenen Wagen an den Starnberger See, die ein Hospizhelfer, Autonarr, einem Patienten ermöglichte, oder durch eine Off-Road-Tour im Jeep – hier wäre beinahe etwas schiefgegangen, der Patient kam sehr geschwächt im Hospiz an. »Aber es hätte mir gar nichts ausgemacht, wenn es auf der Fahrt passiert wäre«, vertraute er später seinem Hospizhelfer an.
Es gibt Patienten, die würden sich von solch einem ungestümen Begleiter überfordert fühlen, für andere ist er ein Geschenk. Manche Patienten mögen lieber einen ruhigen Menschen an ihrer Seite – das hängt natürlich alles auch maßgeblich davon ab, wie es ihnen körperlich geht. Patienten, die noch aktiver sind, werden eher mit tatkräftigen Ehrenamtlichen zusammengebracht und Patienten, die bettlägerig sind, finden in einer ruhigen Person eine gute Begleitung für ihre letzten Tage.
Gespräche können wichtig sein, müssen es aber nicht. Manchmal ist es hilfreich, wenn ein Hospizhelfer ausgewählt werden kann, der die Rolle einer bestimmten Person aus der Lebensgeschichte des Patienten übernimmt. Das muss nicht wörtlich verstanden werden. Doch eine sterbende Frau, die ihren Vater niemals kennengelernt hat, fühlt sich vielleicht wohl mit einem väterlichen männlichen Begleiter. Dies alles muss genau erwogen werden. Oft vertrauen die SozialpädagogInnen einfach auf ihre Intuition, und es entstehen Freundschaften am Lebensende.

Auch zur Entlastung der Angehörigen können Hospizhelferinnen eingesetzt werden. Wenn das Augenmerk darauf liegt, muss das seitens der Hospizhelferin auch akzeptiert werden: Nicht jeder schwerkranke oder sterbende Mensch möchte über sein Schicksal sprechen oder überhaupt Unterstützung haben. Manchmal geht es wirklich nur darum, dass jemand da ist und eine Weile aufpasst – damit die Angehörigen ein bisschen Zeit für sich haben und ihre eigenen Dinge erledigen können.

Eine tragende Säule in der Hospizbewegung: ehrenamtliche Mitarbeiterinnen und Mitarbeiter

Rund 80000 ehrenamtliche Helferinnen und Helfer gibt es schätzungsweise in der Hospizbewegung. Genaue Erhebungen über die Zahl der Ehrenamtlichen fehlen. Das Ehrenamt – so antiquiert es auch klingt – erlebt in den letzten Jahren eine Blüte. Immer mehr Deutsche engagieren sich ehrenamtlich. Häufig aus der Not heraus: Wenn die öffentlichen Kassen leer sind, wird zur Selbsthilfe gegriffen. In Deutschland sind mehr als 23 Millionen Menschen ehrenamtlich in Vereinen, Verbänden, Initiativen oder Kirchen tätig. Ohne die Ehrenamtlichen ginge gar nichts mehr. Neben der Betreuung von Kindern und alten Menschen engagieren sie sich im Tierschutz, bei der Caritas und Diakonie, in Hilfsorganisationen, Sport- und anderen Vereinen. Die freiwilligen Feuerwehren bestehen ausschließlich aus ehrenamtlichen Mitgliedern. Auch der Katastrophenschutz beschäftigt größtenteils ehrenamtliche Helfer.

Die Hospizbewegung wäre ohne ihre ehrenamtlichen Mitglieder nicht denkbar. Sie sind eine starke Säule in der Betreuung kranker und sterbender Menschen. Ganz ausdrücklich ist dabei zu betonen: HospizhelferInnen ersetzen keine regelmäßigen Haushaltshilfen und Pflegedienste! Sie sind weder

Ärzte, Testamentsberater noch Seelsorger oder Therapeuten. Hospizhelfer und -helferinnen sind Begleiter. Ihre Betreuung umfasst zwei Bereiche: zum einen die praktisch-pflegerische und zum anderen die psychologisch-emotionale Hilfe.
Frau H. hat ihren Entschluss lange bedacht. In einer Zeitung hatte sie von der Hospizarbeit gelesen und sich sehr dazu hingezogen gefühlt. Frau H.s Problem war ihr Mann, der allein mit dem Wort »sterben« schon Schwierigkeiten hatte. Wenn sie ihm sagen würde, was sie plante, würde ihm das bestimmt nicht gefallen. Schließlich aber begann Frau H. doch die Ausbildung zur ehrenamtlichen Hospizhelferin. Ihrem Mann sagte sie nichts davon. Erst als sie nach gründlicher Überlegung beschloss, auch wirklich ehrenamtlich tätig zu werden, nicht nur die Ausbildung zu absolvieren, informierte sie ihn. »Begeistert war er nicht«, so Frau H., »aber mittlerweile ist er stolz auf das, was ich da leiste. Und es hat ihm nicht geschadet, denn durch mein Engagement muss er sich nun mit diesem für ihn unangenehmen Thema beschäftigen – und das ist nur gut für ihn.«
Für HospizhelferInnen gibt es keine Altersbegrenzungen. Im Münchner Christophorus Hospiz Verein e.V. ist der jüngste Hospizhelfer 28 Jahre alt, die älteste Hospizhelferin 89 Jahre. Die Ausbildung umfasst zirka 80 Stunden, ist sehr fundiert und wird von verschiedenen Institutionen, Wohlfahrtsverbänden und natürlich den Hospizen angeboten. Es gibt Grund- und Aufbauseminare sowie ein Praktikum und viele intensive Gespräche, in denen sich die zukünftigen HospizhelferInnen Gewissheit darüber verschaffen können, ob sie nach der Ausbildung dann auch wirklich als HospizhelferInnen tätig sein können und möchten.
Der ehrenamtliche Hospizhelferbereich wird von Frauen dominiert. Weil Frauen es gewöhnt sind, sich um Schwache, Alte, Kranke zu kümmern? Weil sie selbst den Tod leichter integrieren können als Männer? Weil sie ein Helfersyndrom

haben? Weil sie es gewohnt sind, für wenig oder kein Geld zu arbeiten? Dies wäre Thema eines gesonderten Buches. Jedenfalls ist es wunderbar, dass es so viele Frauen gibt, die die Hospizbewegung engagiert mitgestalten. Und es ist gut, dass es auch Männer gibt, die mit großem Engagement dabei sind. Manchmal sind nämlich gerade Männer gefragt, wie eine einsatzleitende Sozialpädagogin erzählt. Männer, die früher beruflich sehr aktiv waren, gehen häufig mit einer »Macherhaltung« in ihre Betreuungsaufgabe hinein. Da kann es vorkommen, dass sie einen Patienten in seiner Wohnung besuchen und dann feststellen, dass hier handwerklich einiges im Argen liegt. Wenn der Patient das Angebot annehmen möchte, ist das natürlich wunderbar. Beim nächsten Besuch hat der Helfer dann vielleicht einen Werkzeugkoffer dabei. Und meistens haben Männer mehr Körperkraft als Frauen und können zu manchen Aktivitäten und Aktionen starten, die einer Hospizhelferin Probleme bereiten würden – wenn es beispielsweise darum geht, den Patienten vom Rollstuhl ins Auto zu heben und so weiter.

Die Aufgaben der ehrenamtlichen HospizhelferInnen

- Sie begleiten und betreuen Schwerstkranke und deren Angehörige bis zu vier Stunden pro Woche.
- Sie nehmen am alltäglichen Leben der Schwerstkranken teil.
- Sie entlasten Angehörige und Freunde.
- Sie sind offen für Wünsche und Bedürfnisse der Betroffenen, das heißt, sie hören zu, lesen vor, leisten praktische Hilfe im Alltag.

- Sie begleiten bei Spaziergängen, Arztbesuchen, Einkäufen.
- Sie übernehmen Tag- oder Nachtwachen.

Einsatzorte sind
- der häusliche Bereich
- Kliniken
- das stationäre Hospiz
- Palliativstationen
- Einrichtungen der stationären Pflege

Die HospizhelferInnen bekommen eine Erstattung ihrer Auslagen. Ihre Tätigkeit ist unentgeltlich. Sie müssen die Schweigepflicht und die verbindlichen Absprachen mit der Einsatzleitung einhalten. Sie beteiligen sich an der Dokumentation, an Supervision und können regelmäßige Fortbildungsangebote nutzen.
Was die Helfer im Einzelnen tun, bleibt den persönlichen Bedürfnissen der Patienten überlassen. Gemeinsam kochen, spazieren gehen, Briefe schreiben, etwas sortieren, Ausflüge, musizieren, vorlesen und so weiter. Am wichtigsten ist es hierbei, dass sich die HelferInnen nicht aufdrängen, sondern persönlich zurücknehmen. Auch in dieser Distanz und Abgrenzung kann sehr viel Nähe entstehen. Routine schleicht sich niemals ein, da jede Betreuung sich anders gestaltet. Und mit jeder Betreuung wachsen die HospizhelferInnen ein Stück mehr in ihre Aufgabe hinein.
Viele Hospizdienste entstanden aus dem ursprünglich ehrenamtlichen Engagement.

EINE EHRENAMTLICHE HOSPIZHELFERIN ERZÄHLT:

Ich kannte die Patientin schon seit einem Jahr. Sie war Mitte siebzig und hatte ein Schilddrüsenkarzinom. In den vergangenen Monaten hatten wir noch schöne Ausflüge miteinander gemacht. Nun hatte sich ihr Zustand rapide verschlechtert. Sie hätte zwar noch einmal operiert werden können, wollte das aber nicht.

Ich saß im Auto, um die Patientin auf der Palliativstation im Krankenhaus zu besuchen, als mich ihre Tochter anrief. Sie sei gerade bei der Mutter gewesen und würde am Abend noch einmal vorbeischauen.

Meine Patientin freute sich sehr über meinen Besuch und ich freute mich auch sehr, sie zu sehen. Sie wollte etwas trinken, ich reichte ihr den Becher. Da schüttelte sie den Kopf: »Das kann ich alleine!«

»Wie immer«, sagte ich. »Man kann Ihnen nicht helfen.«

Das war so eine stehende Redewendung zwischen uns geworden, denn diese Patientin legte sehr großen Wert auf größtmögliche Selbständigkeit. Da sagte sie plötzlich:

»Ich möchte mich bei Ihnen recht herzlich bedanken. Es war eine wunderschöne Zeit.« Und dann fiel ihr das Atmen schwer. Ich rief die Krankenschwester. Die sagte, es würde nun dem Ende zugehen und wenn ich Hilfe brauchen würde, sollte ich mich melden. Ich informierte die Tochter und setzte mich dann wieder zu meiner Patientin. Es war eine richtige Verabschiedung, wie ich so bei ihr saß. Ich sagte ihr, wie mir zumute ist und wie es mir ergangen war mit ihr, und bedankte mich für die schöne Zeit, die ich miterleben durfte. Sie selbst sagte nichts mehr, doch ich spürte, dass sie mich hörte und dass alles gut war, so wie es war.

Und dann war es zu Ende. Fünf Minuten später kamen Tochter

und Sohn der Patientin. Auch das war gut so. Ich glaube, die Patientin wollte nicht, dass ihre zwei heiß und innig geliebten Kinder dabei waren. Für mich war es ein Geschenk, dass ich dabei sein durfte. Sie hatte mich ausgesucht, um nicht alleine zu sein. Es war alles so ergreifend und schön. Der Sohn, den ich noch nie zuvor gesehen hatte, umarmte mich, da war so eine Wärme zwischen uns. Wir haben uns dann noch einmal ans Bett gesetzt, und nach einer Weile bin ich gegangen und habe die Kinder mit ihrer Mutter alleine gelassen. Ich war sehr glücklich. Kaum saß ich im Auto, habe ich losgeheult.

❀

In der Empfehlung zur Befähigung und Ermutigung ehrenamtlicher MitarbeiterInnen in einem ambulanten, stationären und teilstationären Hospizdienst werden vier konstituierende Elemente formuliert:

1. Auseinandersetzung mit der eigenen Erfahrung der Teilnehmer mit Tod, Trauer und Sterben.
2. Grundlegende Informationen über das Hospizkonzept und die Lebensbedürfnisse sterbender Menschen.
3. Übungen zur Beratungs- und Handlungskompetenz im Hospizbereich.
4. Praktikum in Krankenhäusern, Altenpflegeheimen und in ambulanten und stationären Einrichtungen für schwerkranke und sterbende Menschen.

Eine Vorbereitung der ehrenamtlichen Helferinnen und Helfer wird als unabdingbare Voraussetzung für den Einsatz in der Begleitung Schwerkranker und Sterbender betrachtet. Viele Menschen, die sich für die Hospizarbeit interessieren, haben selbst einen Angehörigen verloren oder sind anderweitig persönlich betroffen. Diese persönliche Betroffenheit muss erst geklärt werden, damit anderen Menschen wirklich beigestanden werden kann. Die Arbeit im Hospiz ist eine Auseinandersetzung mit der eigenen Endlichkeit und bedeutet, sich noch einmal bewusst darüber Gedanken zu machen, wo man im Leben steht und was man im Leben erreichen möchte. Es ist eine sehr tiefgreifende Aufgabe, die HospizhelferInnen übernehmen, und daher ist es wichtig, dass sie mit der gegebenenfalls vorhandenen eigenen Trauer gut zurechtgekommen sind. In die Ausbildung integriert sind Pausen zum Überlegen, ob man diesen Weg wirklich weitergehen möchte. Die Ausbildung hat alle TeilnehmerInnen, mit denen ich sprach, bewegt, berührt und manchmal regelrecht begeistert. Alle haben »viel mitgenommen«. Die Angst vor dem Sterben wird niemand überwinden können, aber man kommt besser damit zurecht. Es geht nicht darum, Ängste aufzulösen, sondern darum, anders mit ihnen umzugehen. Man muss bei sich selbst und bei anderen genau hinhören und genau unterscheiden können, was eigene und was fremde Wünsche sind. Den Patienten soll nichts aufgedrängt werden. Es soll feinfühlig erkannt werden, was für die Patienten wichtig ist – und das kann etwas ganz anderes sein, als die Hospizhelfer vielleicht vermuten würden. Insofern ist ihre Arbeit eine ständige Schulung der Wahrnehmung, die häufig auch im Privatleben als sehr positiv erlebt wird. »Ich höre nun besser hin«, sagt eine Hospizhelferin. »Im Freundes- oder Bekanntenkreis gibt es manchmal so kleine Signale. Früher wären sie mir gar nicht aufgefallen, und ich wäre einfach darüber hinweggegangen. Heute merke ich es mir und rufe dann vielleicht noch mal an, um mich zu erkundigen. Die Hospizarbeit hat meine zwischenmenschlichen Kontakte sehr bereichert. Ich empfinde sie jetzt tiefer als früher.«

Eigene Vorurteile werden meistens durch die Realität aufgedeckt. Eine Hospizhelferin war beispielsweise davon überzeugt, dass gläubige Menschen einen leichteren Tod haben müssten und dass es umso leichter fallen würde, das irdische Leben loszulassen, je größer der Glaube sei. Bald schon machte sie die Erfahrung, dass es sehr gläubige Menschen gibt, die ihre Krankheit und die Folgen niemals akzeptieren und andere, weniger oder gar nicht gläubige Menschen, die sich mit einer Art »Gottvertrauen« in ihr Schicksal ergeben. HospizhelferInnen sind nicht dafür zuständig, Fragen nach dem Sinn des Lebens zu beantworten. Sie sind einfach da, erwarten nichts und geben allein dadurch eine Antwort.

Als ganz wichtig wird die Supervision, die alle drei Wochen stattfindet, von den HospizhelferInnen bezeichnet. Hier wird aufgearbeitet, was bei den Betreuungen geschehen ist. Man erzählt von Patienten, bekommt Anregungen im Gespräch mit den anderen und lernt auch viel davon, was andere HospizhelferInnen erzählen. Mit der leitenden Supervisorin ist eine kompetente Ansprechpartnerin dabei. Manche Begleitungen sind sehr schwer. Besonders, wenn es um junge Patienten, sehr belastende Krankheitsbilder oder schwierige Fälle geht. Manche Patienten sind nicht dankbar, sondern einsam und schlecht gelaunt. Das zeigt vielleicht, dass sie nicht das Leben gelebt haben, das sie gern gelebt hätten. Und nun nähert sich das Ende ihres Lebens – und sie haben keine Chance mehr, noch etwas zu ändern an ihrer Vergangenheit, ihr nicht gelebtes Leben anders zu gestalten. So etwas zu erkennen, hilft den Hospizhelferinnen im Umgang mit schwierigen Patienten oder Situationen: Eine Hospizhelferin betreute eine 43-jährige Patientin mit Bauchspeicheldrüsenkrebs und entsetzlichen Schmerzen. Leider wollte die Patientin sich palliativmedizinisch nicht begleiten lassen, da sie mit ihrem Hausarzt befreundet war und dieser war kein Palliativmediziner, sondern ein normaler Allgemeinarzt ohne die nötigen Kenntnisse in Schmerzbehandlung. Hier respektvoll zu bleiben und die Entscheidung der Patientin zu akzeptieren, nachdem umfassend auf die Möglichkeiten der Palliativmedizin hingewie-

sen wurde, erfordert sehr viel Kraft. HospizhelferInnen lernen, die Entscheidungen anderer Menschen absolut zu akzeptieren – auch wenn sie für sich selbst eine andere Wahl treffen würden.
HospizhelferInnen haben auch zu akzeptieren, wie die Patienten mit ihren Krankheiten umgehen. Eine Hospizhelferin begleitete eine Patientin zu diversen Wunder- und Geistheilern, Aurasehern, Gesundbetern etc. Wenn Menschen glauben, dass etwas Bestimmtes sie gesund macht, sollten sie das auch ausprobieren. Mittlerweile ist – besonders aus der Placeboforschung – bekannt, wie viel Einfluss der Glaube auf unsere Selbstheilungskräfte hat.

EINE EHRENAMTLICHE HOSPIZHELFERIN ERZÄHLT:

Einmal habe ich ein Ehepaar begleitet. Zuerst den Mann, der sehr kultiviert war; wir gingen häufig ins Theater und ins Café und haben schöne Spaziergänge unternommen. Er hatte einen Gehirntumor, und seine Sprache blieb im Laufe der Zeit weg. Da war ich froh, dass ich ihn kennengelernt habe, als er noch sprechen konnte. So wusste ich, wie ich ihm eine Freude machen konnte, als er nicht mehr sprechen konnte, und ich habe ihm aus der Zeitung vorgelesen. Wenn ich ankam, hatte seine Frau den Kaffee immer schon vorbereitet, und Kuchen gab es auch. Sie ist dann sofort losgegangen, hat Erledigungen gemacht, Freundinnen besucht und so weiter. Sie hatte immer ihr Handy dabei, das war ihre Sicherheit. Sehr zufrieden ist sie dann nach ein paar Stunden zurückgekommen. Es hat ihr sichtlich gutgetan, ein wenig herauszukommen. Und auch der Mann hat sich darüber gefreut. Wenn die Frau dann wiederkam, hat sie uns immer etwas mitgebracht: irgendwelche ganz besonderen Delikatessen. So habe ich zum Beispiel Sushi kennengelernt. Und so saßen wir dann neben dem Bett und aßen zu dritt Sushi oder andere exotische Köstlichkeiten. Als der Mann dann starb, ist mir die Bekanntschaft mit seiner Frau geblieben, was ja normalerweise nicht üblich ist. Wir sind oft ins Theater und Konzert gegangen. Sechs Jahre nach dem Tod ihres Mannes erkrankte sie an ALS, und nach einer Weile blieb auch bei ihr die Sprache weg, wie bei ihrem Mann, obwohl der doch einen Gehirntumor gehabt hatte. Als sie dann vor zwei Monaten starb, war das sehr schwer für mich. Wenn ich an sie denke, dann weiß ich, ich habe nicht nur gegeben, ich habe auch genommen. Eigentlich habe ich viel mehr wiederbekommen in meiner Tätigkeit als Hospizhelferin. Nicht nur die Dankbarkeit. Auch die Lebenserfahrung der Menschen. Und die Vertrautheit, die da aufgebaut wird. Zuneigung. Das berührt einen sehr tief. Selbst wenn ich von einem schwerstkranken Patienten weggehe, bin ich manchmal so heiter. Was hat mir der Mensch alles gegeben! Hoffentlich habe ich ihm einen Bruchteil davon zurückgeben können, das wünsche ich mir sehr.

Seit ich Hospizhelferin bin, schätze ich jeden Tag. Mir geht es sehr gut, das weiß ich jetzt. Kleinere Probleme, die mich früher belasteten, kann ich nun anders behandeln. Ich bin gesund. Das ist keine Selbstverständlichkeit. Es kann sich von heute auf morgen ändern. Jeder Tag ist so unendlich wertvoll. Das hat mir die Hospizarbeit gezeigt. Ich lebe intensiver, seitdem ich dieses Ehrenamt ausfülle. Und auch das Weinen gehört zum Leben. Einmal saß ich bei einer weinenden Patientin, und ich habe ihre Hand genommen und mitgeweint. Später haben wir uns angelächelt. Wir haben nicht darüber gesprochen. Wir hatten diese enge Verbindung. Voller Vertrauen. Keine Standardsätze. Wenn ich nicht weiß, was ich sagen soll, dann sage ich nichts, dann bin ich einfach still, und es ist gut so.

Häufig werden HospizhelferInnen wie Boten zwischen Patienten und Angehörigen hin und her geschickt – diese Aufgabe erfüllen sie allerdings nicht so, wie es sich Angehörige und Patienten vielleicht zuerst wünschen mögen. HospizhelferInnen stehen für Offenheit und für das direkte Gespräch. Wenn sie merken, dass Unausgesprochenes über sie geklärt werden sollte, regen sie an, einen direkten Weg zu finden. Meistens klappt das auch. Die Anwesenheit einer dritten Person ermöglicht oft klare Worte.

Der krebskranke Mann sagt in Abwesenheit seiner Frau zu seiner Hospizhelferin: »Es dauert nicht mehr lange, aber sagen Sie das meiner Frau nicht, die hält das nicht aus.«
Die Frau dieses Mannes begleitet die Hospizhelferin beim Abschied zum Auto und sagt: »Mein Mann ist schon im fortgeschrittenen Stadium, aber sagen Sie es ihm nicht, das hält er nicht aus.«

Wenn HospizhelferInnen merken, dass solche »Missverständnisse« gewachsen sind, unterstützen sie die Beteiligten, offen auszusprechen, was sie denken. In der Offenheit liegt eine große Chance, gemeinsam zu trauern, zu weinen oder zu reden. Die kostbare Zeit, die man noch miteinander hat, nicht zu verschenken. Manchmal erkundigen sich HospizhelferInnen auch, ob sie etwas weitererzählen sollen oder dürfen. Doch niemals greifen sie unaufgefordert ein.
Manche Begleitungen dauern länger, andere sind sehr kurz. Viele Hospizhelferinnen wünschen sich längere Beglei-

tungen – weil da eine Beziehung aufgebaut werden kann. Auch der Kontakt zur Familie gestaltet sich dann ganz anders. Gerade wenn Eltern von erwachsenen Kindern verstorben sind, ist es manchmal für die Kinder schön, wenn sie noch einmal mit der Hospizhelferin essen gehen oder irgendetwas gemeinsam unternehmen – zum Andenken an den verstorbenen Vater oder die verstorbene Mutter.

EINE EHRENAMTLICHE HOSPIZHELFERIN ERZÄHLT:

Es war meine erste Begleitung. Der Anruf kam am Donnerstag und ich sollte am Samstag nach dem Patienten sehen. Ich wusste, dass er sehr schwer krank war. Vielleicht lebt er schon gar nicht mehr am Samstag, sagte die Sozialpädagogin am Telefon zu mir. Samstagvormittag um zehn Uhr war ich bei dem Patienten, und um elf Uhr war er tot. Mit seiner Ehefrau saß ich an seinem Bett, als er den letzten Atemzug tat. Das kam schon etwas plötzlich für mich. Von den Kursen her wusste ich ja, dass manche Hospizhelfer in vielen Jahren keinen einzigen Todesfall hautnah erleben.
Ich machte dann alles so, wie ich es im Kurs gelernt hatte. Ich rief die Hausärztin des Patienten an und informierte das Hospiz. Dann schloss ich die Augen des Mannes, band sein Kinn hoch und richtete ihn im Bett her. Schließlich kam die Schwester des Verstorbenen, die irgendeinen Streit mit ihrer Schwägerin hatte und überhaupt nicht akzeptieren wollte, dass sie jetzt hier keine Hauptrolle spielte. Bis zum Nachmittag war ich hauptsächlich damit beschäftigt, die Witwe vor ihrer Schwägerin zu beschützen.
Ich glaube aber, ich habe es dann doch ganz gut hinbekommen. Wir haben Kerzen aufgestellt und den Mann dann später auch noch gewaschen und angezogen. Zwischendurch kamen

mir immer wieder Tränen, aber ich war doch auch überrascht, wie gut ich diese Situation gemeistert habe. Ich konnte trotz allem einen kühlen Kopf bewahren und habe immer überlegt: Was ist jetzt wichtig?
Später kamen andere Verwandte, die Schwägerin war fort, und da saß ich bei eigentlich wildfremden Menschen in der Küche, als würde ich einfach dazugehören. Das hat mich sehr berührt. Diese Verbindung, die ein Tod schafft.

Ehrenamtliche sind nicht zu ersetzen durch Hauptamtliche, weil sie nicht nur praktische Hilfe leisten, sondern zugleich Hoffnung säen. Und sie haben Zeit. Sie kümmern sich nicht zwischen Tür und Angel um die schwerstkranken und sterbenden Menschen, sind nicht überfordert von diesem »Aufwand«, weil sie eigentlich noch so viel anderes zu erledigen hätten – wie es dem Personal in Krankenhäusern geht. Sie können einfach da sein. Dabei sind sie nicht so nah wie die Angehörigen, ihre psychischen und physischen Grenzen sind sicherer – auch durch ihre fundierte Ausbildung. So haben die ehrenamtlichen HospizhelferInnen einen guten Stand, um die sterbenden Menschen gut zu begleiten.
Manche HospizhelferInnen lernen dadurch auch, selbst besser auf sich zu schauen. Denn nur wenn man selbst in der Balance ist, kann man anderen Menschen etwas geben. Die Tätigkeit als HospizhelferIn bringt eine neue Perspektive in das eigene Leben. Eine große Bereicherung und gar nicht dunkel und deprimierend. Sondern hell und hoffnungsvoll.

Der Prozess des Sterbens

Da liegt ein Mensch in einem Bett, atmet schwer, vielleicht rasselnd und kommt unaufhaltsam näher an das Tor, hinter dem das Unbekannte lauert oder wartet oder alles für ihn bereitgemacht ist, je nachdem, was der Mensch glauben, hoffen oder befürchten mag. Jedes Sterben ist anders, so wie auch jedes Leben einzigartig ist.

Und wir sitzen vielleicht am Bett des Sterbenden. Wir sind diejenigen, die bleiben. Der sterbende Mensch ist auf einem Weg, der ihn von uns entfernt. Für immer.

Doch eigentlich geht er nicht weg. Nicht wirklich. Den Weg, den er beschreitet, werden wir auch einmal beschreiten. Also geht dieser andere Mensch uns einfach nur ein Stück voran auf dem Weg, den wir auch einmal kennenlernen werden. Indem wir nun bei diesem sterbenden Menschen bleiben, zeigen wir ihm, dass wir ihn nicht allein lassen und damit lassen wir auch einen Teil von uns selbst nicht allein.

Vermutungen. Wie es dem sterbenden Menschen wohl ergeht am Ende seines Lebens? Und wie wird es uns ergehen? Vermutungen über unser Ende. Wir wissen nicht, wann unser Tod eintritt, wir wissen nicht, wie wir uns dann anstellen oder benehmen werden. Ob wir lebenssatt sein dürfen und einwilligen. Ob wir gehen dürfen mit dem Gefühl, unser Leben habe sich gerundet. Ob wir festhalten müssen, weil es doch noch so viel gibt, was wir erleben möchten oder glauben, erledigen zu müssen.

Wir können heute damit beginnen, unser Leben so zu gestalten, dass wir ganz und gar damit einverstanden sind. Nicht erst, wenn es zu spät ist, wenn der Wunsch automatisch ein Versäumnis wäre, weil es nicht mehr möglich ist, wenn unsere Zeit sich dem Ende zuneigt. Wir können heute schon beginnen, ein Leben zu leben, das nichts aufspart für ein Später, das es vielleicht nicht gibt. Wir können heute schon beginnen, vielleicht mit der Verwirklichung eines langgehegten Wunsches, vielleicht mit einem Innehalten im Alltag, vielleicht indem wir die Zuneigung zu anderen Menschen ausdrücken und unseren Gefühlen Raum geben ... damit wir später nicht meinen, wir müssten noch so viel nachholen oder erklären. Ungeschehen machen.

Wir können uns zum Ziel setzen, unser Leben so zu gestalten, dass wir später all dem zustimmen können, was geschehen ist.

Dies alles können uns die Sterbenden lehren, wenn wir den Mut haben hinzusehen und zu lernen, um dann eines Tages selbst die Augen zu schließen für immer. Zufrieden. Dankbar vielleicht, in Frieden.

Der Tod ist eine große Aufgabe, Prüfung fast, ganz zum Schluss, und niemand weiß, wie wir sie meistern werden, niemand weiß, wer uns beistehen wird. Indem wir einem anderen Menschen beistehen, stehen wir uns selbst ein Stück weit bei.

Wenn der Tod noch weit weg ist, sagt es sich leicht: *Ich will keine lebensverlängernden Maßnahmen. Ich werde einfach loslassen.* Doch wenn es dann Ernst wird eines fernen oder nahen Tages, dann kommt vielleicht die Angst. Und dann denkt man vielleicht anders darüber.

Das bewusste und klare Hinübergehen mit dem inneren Ein-

verständnis und der Akzeptanz, die das Sterben sehr erleichtern, ist nicht die Regel, sondern eher selten.
Häufig taucht noch so viel auf. Unerledigte Geschichten. Finanzielle Sorgen. Beziehungen. Verletzungen aus der Vergangenheit, die doch noch nicht geheilt waren, wie man es angenommen hat, oder die bislang schlichtweg ignoriert wurden. Oder es war keine Zeit. Vor lauter Therapien und Diagnosen. Die Angst war so groß. Lippenbekenntnisse entlarven sich nun. Wäre das schön, wenn noch Zeit wäre. Für so vieles. Oder für gar nichts. Es soll endlich Schluss sein. Jeder Tod ist anders.
Kein Mensch kann sich vorstellen, wie sein eigener Tod verläuft, denn wir können das Sterben nicht üben. Es ist eine einmalige Angelegenheit. Sterben geschieht auf vielen Ebenen. Auch die Ambivalenz gehört dazu. Einerseits locker über den Tod zu sprechen. Und dann doch nicht wollen, können: Todesangst.
Hospiz, das bedeutet Endstation. Das Vorzimmer zum Tod. Wer hier ist, der kommt nicht mehr raus. Sehr selten sind die Fälle, in denen ein Bewohner das Hospiz lebend verlässt.
Da bestellt sich ein Mann drei Tage vor seinem Tod ein neues Auto. Irgendwie weiß er, dass das unsinnig ist. Aber irgendwo existiert noch diese kleine Hoffnung: Ich kann doch nicht sterben, wenn ich mir ein neues Auto bestelle. Ein Handel, der verzweifelte Versuch, Zeit zu schinden.
Sterben bedeutet, aus der normalen Wirklichkeit herauszurücken. Alles, was einem vertraut ist, verändert sich. Das Gefühl dazuzugehören, bekommt zuerst Risse. Feine Risse zunächst, vielleicht bei der Diagnose der lebensbedrohenden Krankheit, dann werden die Risse immer tiefer, und auf einmal gibt es die Gesunden und die Kranken. Und man selbst gehört nicht mehr zu den Gesunden. Nicht mehr dazugehören – das ist spürbar. Aber wie es ist, nicht mehr in der Welt zu sein ... das ist unfassbar. Ist das überhaupt vorstellbar? Kann es das sein? Was

kommt danach? Kommt überhaupt etwas, danach? Leben wie in einem Zwischenraum. Weder hier noch dort und keine Möglichkeit, in diese fremde Zukunft aktiv einzugreifen.
Und dann sitzt da ein Mensch am Bett. Einer, der bleiben darf. Niemand weiß, wie lange. Es ist gut, dass er nun hier ist und die Hand des Sterbenden hält. Er hält sie nicht fest, denn Sterbende soll man nicht halten. Hat vielleicht nur die eigene Hand unter die Hand des Sterbenden geschoben, damit dieser spürt: Er ist nicht allein. Und er kann gehen. Wann er will. Er bestimmt den Zeitpunkt.
Manche Menschen wollen alleine sterben. Manche müssen alleine sterben. Sich »davonstehlen«. Sie warten auf eine Lücke, wenn die Angehörigen mal fünf Minuten hinausgehen, zur Toilette oder eine Zigarette rauchen, und sterben dann im Stillen. Unbemerkt. Häufig verzeihen sich die Angehörigen nicht, dass sie den Moment verpasst haben, diesen wichtigen Moment, auf den sie vielleicht tage- und nächtelang am Bett sitzend gewartet haben. Doch manchmal scheint dies der einzig richtige Moment für einen sterbenden Menschen zu sein, weil er nicht gehen konnte in der Gegenwart dieser liebenden Fürsorge, die ihn gehalten hat. Gelegentlich stellt ein Hinterbliebener dann fest, dass dieses »Davonstehlen« ganz typisch für ihn oder sie war. Weil er oder sie immer alles allein gemacht hat oder weil er sich bei den wirklich wichtigen Dingen nie hat hineinreden oder zusehen lassen.

Am Ende regiert der Körper

Sterben ist ein Prozess. Er findet körperlich statt. Geistig. Sozial. Seelisch. Spirituell. Auf der körperlichen Ebene schickt der Tod seine Boten meistens eine Weile vor seiner endgültigen Ankunft: Die Beine werden nicht mehr richtig durchblutet und wirken wie marmoriert, die Nase ist spitz, die Wangen sind eingefallen. In der Sterbephase sind nur noch die wichtigsten Organe durchblutet. Herz, Lunge, Gehirn. Die Nieren stellen ihre Arbeit ein. Die Atmung verlangsamt sich. Auch längere Atempausen können auftreten. Der Körper bereitet sich auf das Ausschalten vor. Langsam. Ein Vergehen. Und noch ein Atemzug und noch einer. Todesröcheln nennt man das laute Atmen im Sterbeprozess. In seinem Fortschreiten verlieren die allermeisten Menschen das klare Bewusstsein. Auch die Reflexe, zu husten und zu schlucken, werden schwächer. Deswegen sammelt sich oft Sekret im Rachen- und Kehlkopfbereich, das beim Atmen hin und her geschoben wird, so dass manchmal rasselnde oder gurgelnde Laute entstehen können, die die Begleiter der sterbenden Menschen erschrecken. Dabei sind sie nicht ungewöhnlich – nur für unsere Ohren, da wir solche Laute nicht gewöhnt sind. Ein Mensch stirbt. Wir können es sehen, hören und riechen. Das alles geschieht im Sterbeprozess, es wird lauter, und vielleicht riecht es unangenehm oder sieht nicht schön aus. Das ist normal. Ein Mensch stirbt. Während der sterbende Mensch von diesen Erscheinungen relativ unbeeindruckt bleibt – sie geschehen eben einfach –, kann die Situation für die Angehörigen, die am Bett sitzen, dramatisch sein. Man muss doch etwas gegen dieses schreckliche Rasseln tun! Nein, man muss gar nichts tun. Man kann ein Medikament geben, das ist besser, als zum Absaugkatheter zu greifen. Sterben ist normal. Sterben ist das Ende des Lebens. Ein Mensch ist auf dem letzten Stück seines Weges. Häufig zieht er sich in seinen Körper zurück, und der Kontakt nach außen nimmt ab.

Der Tod ist nicht schön. Der Tod ist auch nicht sauber. Muskeln versagen. Je nach Krankheit kann es sehr penetrant riechen. Ausscheidungen können nicht mehr kontrolliert werden, und Blut und Kot und Schweiß und Tränen und Urin

und Erbrochenes gehören manchmal zum Tod wie zum Leben. Im Sterbeprozess rückt der Körper immer deutlicher in den Vordergrund. Und wenn dann alles vorbei ist … wenn der Mensch gestorben ist, dann auf einmal dieser Frieden im Gesicht. Es ist gut so. Das ist das Leben. Wir sollten den Tod anschauen und unsere Furcht verlieren. Und wir sollten den Anspruch verlieren, dass der Tod unbedingt schön sein muss. Ja, er kann schön sein. Wenigstens behaupten das manchmal diejenigen, die nicht gestorben sind. Sie meinen damit meistens, dass der Tod im Schlaf erfolgte. Dass ein Mensch nicht mehr aufwachte, sich abends ins Bett legte und nie wieder aufstand. Ein schöner Tod, versuchen Angehörige sich dann zu trösten, für die das häufig ganz besonders schwierig ist: Weil sie sich überhaupt nicht verabschieden konnten, weil alles so plötzlich kam, gestern hat er noch gesagt, dass er die Reifen wechselt, und heute ist er tot.
Doch auch der langsame Tod, der sich lange angekündigt hat, ist ein Schock, und die Trauer kann nicht vorweggenommen werden. Denn wenn der geliebte Mensch dann wirklich fort ist, ist alles noch einmal anders. Niemand kann sich vorstellen, wie das Leben ohne ihn sein wird. Nicht wirklich. Die Realität schlägt zu, wenn sein Brustkorb sich nicht mehr hebt und senkt, wenn er nicht mehr atmet, wenn es still ist. So laut kann diese Stille sein, in der ein geliebter Mensch keine Antwort mehr gibt.

Leben ist Abschied nehmen

Beim Sterben finden Abschiede und Trennungen Stück für Stück, immer ein bisschen mehr, statt. Das ganze Leben ist ein Abschied, und an jedem Tag, den wir leben, verabschie-

den wir uns zugleich vom Leben. Wenn wir eines Tages die Schule verlassen, eine Lesebrille brauchen, wenn die ersten Falten sichtbar werden und erste Zipperlein auftauchen. Dies alles sind Abschiede, Trennungen. Sie fallen nicht richtig auf, weil sie schleichend vor sich gehen, und dann hat man sich schon daran gewöhnt. Abschiede sind normal, und normal ist auch der ganz große Abschied zum Schluss. Bei einer schweren Krankheit erscheinen diese Trennungen wie unter einer Lupe und sind dadurch extrem schmerzhaft. Alles geht so schnell, viel schneller, als es ein normaler Lebenslauf vorsehen würde. Der Verlust von Autonomie. Nicht mehr als Mensch, sondern als Patient behandelt werden. Schließlich die Trennung von der eigenen Mobilität. Das Zimmer nicht mehr verlassen können. Das Bett nicht mehr verlassen können. Der Verlust von Kontrolle über die eigenen Ausscheidungen. Die absolute Abhängigkeit. Nicht mehr alleine essen können. Hilfe brauchen. Für alles. Die Atemzüge, die noch getan werden dürfen, sind plötzlich überschaubar. Und vielleicht gibt es Schmerzen, Übelkeit. Schwindelgefühle. Verstopfung. Husten. Müdigkeit. Die Krankheit hat Besitz ergriffen vom Körper.
Sterbende können unsere Lehrer sein. So machen sie auch das scheinbar ungleiche Verhältnis wett. Wir sind nicht diejenigen, die uns großherzig um sie kümmern. Wir sind auch diejenigen, die reich beschenkt werden, indem wir Zeugen sein dürfen ihrer letzten Tage. Und wir können uns unsere Lehrer aussuchen. Dort lernen, wo es für uns etwas zu lernen gibt.

»Mir geht es so gut«, lächelt die 86-jährige Frau S. Sonnenschein wird sie vom Personal im stationären Hospiz genannt. Frau S. leidet an einem Gehirntumor. Ihr Leben wird nicht mehr lange dauern. Deswegen muss Frau S. noch ganz besonders viel gute Laune verbreiten. Das hat sie sich vorgenommen. Freude und Liebe ausstrahlen. Sie selbst wäre gar nicht auf die Idee gekommen, ihr Leben im Hospiz zu beschließen, obwohl sie seit vielen Jahren eine Förderin der Hospizbewegung ist. Doch nun ist sie hier, und sie ist so glücklich. »Es geht mir so gut! Alle sind hier so nett zu mir!« Frau S. beklagt sich nicht. Sie ist dankbar für das, wozu sie noch in der Lage ist. Anderen geht es ja viel schlechter. »Andere haben nicht so ein großes Glück wie ich.«

Trennungen. Abschiede. Wenn die eigenen Möglichkeiten immer geringer werden, wenn die eigene Welt immer kleiner wird. Da kann es sehr wichtig sein, was auf dem Nachttisch steht. Worauf der Blick fällt. Oder wenn der Kopf nicht mehr bewegt werden kann: »Möchten Sie etwas Besonderes vor Augen haben?« Auch wenn uns manches gar nicht wichtig erscheint, so ist es für den sterbenden Menschen vielleicht von großer Bedeutung. Er kann uns nicht mehr folgen in unsere Welt. Wir sind aufgerufen, ihm in seine Welt zu folgen.

Oft ist die Welt, in der er lebt, auch voller Trauer, weil Trauer nicht erst beginnt, wenn der Mensch gestorben ist und die Angehörigen traurig sind. Die Trauer beginnt schon vorher, und auch der sterbende Mensch hat getrauert. Er hat um sein Leben getrauert. Trauer und Trennungen hängen zusammen. Man trennt sich vom Leben. Von der Gegenwart und der Zukunft. Man trennt sich und trauert um Fähigkeiten, die man einbüßt. Der sterbende Mensch trauert um unendlich viel. Vielleicht auch um die Hoffnung. Wo früher Hoffnung war, ist nun ein Nie-wieder. Später und Irgendwann und Demnächst haben keine Gültigkeit mehr, nicht mehr für ihn. Es ist die große Leistung eines sterbenden Menschen, dass er vermittelt: Ich gebe die Zukunft auf. Ich gebe die Hoffnung auf. Ich gebe die Hoffnung auf eine Zukunft in meinem Leben auf. Und gleichzeitig gebe ich meine Vergangenheit auf. Alles, was ich noch bin, ist jetzt. Das Leben trägt nur noch von Augenblick zu Augenblick. Als wäre es jemals anders gewesen. Doch nie ist das so bewusst wie im Angesicht des Todes. Es gibt nur die Gegenwart. Dies zu erkennen ist die große Leistung, die ein sterbender Mensch vollbringt. Eine Leistung, die es uns erleichtern kann, ihm achtungsvoll und mit Mitgefühl zu begegnen und nicht vor dem Tod davonzulaufen.

Auch wir werden eines Tages diese Leistung zu vollbringen haben, und das Wissen darum kann uns helfen, dem sterbenden Menschen beizustehen. Wir können ihm beistehen, indem wir einfach da sind. Herausfinden, was er gerne möchte. Wenn er nicht mehr sprechen kann, können wir seine Hand halten. Wir können singen und ihn berühren. Wir können gemeinsam atmen oder Gespräche führen. Da sein.

Von der Frage nach dem Warum wegzuführen, kann eine große Hilfe für einen sterbenden Menschen sein, und manchmal können wir ihn dabei unterstützen, nicht zu fragen: Womit habe ich das verdient, sondern: Was mache ich jetzt daraus? Krankheit und Verdienst in Bezug zu setzen, bedeutet, Schuld zu suchen, und davon Abstand zu nehmen, kann eine große Erleichterung bedeuten.

❁

Herr Ü. war Topmanager in einem großen Unternehmen, liebte seine Frau und seine zwei Kinder, wohnte in einer herrlichen Villa am See und hatte es trotz seines stressigen Berufes geschafft, wenigstens gelegentlich ein Familienleben zu pflegen. Und dann ging alles ganz schnell und innerhalb von drei Monaten befand er sich im Hospiz.

»Eigentlich«, sagte er dort zu einem Seelsorger, »habe ich hier alles, was ich brauche. Und letztlich kommt es doch darauf an, oder? Ich habe zu essen, will sagen: Meine Grundversorgung ist gesichert. Und ich habe meine Familie und meinen Glauben. Mehr brauche ich nicht.«

Herr Ü. fragte nicht nach dem Warum. Er hatte für sich erkannt: Das Wichtigste ist das leichte Reisegepäck.

Manchmal kommen wichtige Erkenntnisse sehr spät, beziehungsweise ein Mensch leidet darunter, dass er so spät erst auf für ihn wesentliche Dinge stößt. Da ist es hilfreich, in einem Gespräch darauf hinzuweisen: Aber jetzt ist sie doch da, die Erkenntnis. Vielleicht war gerade dieser Weg nötig. Genauso hilfreich kann es sein, sich manche Erkenntnisse zu ersparen, die vielleicht zu schmerzhaft wären. Manchmal kann bei der Sinnsuche herauskommen, dass der Sinn des Ganzen jener ist, keinen Sinn in allem zu sehen. Das Chaos zu akzeptieren. Oder – in anderen Worten – zu akzeptieren, dass wir Menschen eben nicht alles erklären und kontrollieren können.

Der Seelsorger, der einmal wöchentlich im Christophorus Hospiz Verein e. V. in München ist, kümmert sich nicht nur um die spirituellen Nöte der Bewohner. Er ist Ansprechpartner für alles. Die Bewohner werden gefragt, ob sie von ihm besucht werden möchten. Fragt man, ob der Pfarrer kommen soll, sagen sie häufig nein. Der Pfarrer hat gleich das ganze Amt dabei. Fragt man, ob der Seelsorger kommen soll, sagen sie häufig ja. Jemand sorgt sich um ihre Seele. Das kann im Gespräch geschehen oder im gemeinsamen Gebet, im miteinander Singen oder einfach da sein. Manchmal sprechen die Bewohner von der großen Kränkung, dass sie nicht tun können, was sie wollen. Dass sie sterben müssen und es nicht wollen. Dass sie Angst haben. Dass ihnen etwas genommen wurde. Und dass das so ungerecht ist, so ungerecht! Und am schlimmsten: die Abhängigkeit. Nicht mehr selbst tun können. Immer um Hilfe bitten müssen.

Bedürftig, auf andere angewiesen, kommt der Mensch auf die Welt, bedürftig stirbt er. Gebettet in Gemeinschaft, so sieht der Seelsorger das. Am Anfang und am Ende. Zwischendurch wird alles getan, um so unabhängig wie möglich zu sein. Ich brauche niemanden. Ich schaffe alles allein. Ich bin stark. Ich bin unabhängig. Ich leiste was. Ich schaffe was. Ich bin aktiv. Und nun? Als Sterbender? Soll denn da nichts mehr sein? Auch wenn ein Mensch scheinbar nichts mehr leistet, so vollbringt er doch gerade die große Leistung, da zu sein, ohne etwas zu leisten. Vielleicht sollten wir unsere Definition von Leistung auch einmal überdenken und sie nicht zwingend mit Aktivität und Unabhängigkeit verbinden. Es ist eine großartige Leistung, sich versorgen zu lassen. Hilfe anzunehmen. Sich einverstanden zu erklären mit dem Lauf der Dinge, ohne sich dagegen aufzulehnen. Nicht nur groß und stark und aktiv und gesund und fit und jung. Unsere Schwäche annehmen – ist das nicht Stärke?

Auch die Frage: Kann ich mit meinem Leben bestehen? Eine wichtige Frage für viele Menschen am Ende ihres Lebens. Und eine Frage, die man nicht erst am Ende des Lebens beantworten muss. Sie immer wieder zwischendurch zu stellen, wenn die Lebenszeit noch unendlich erscheint, kann sehr bereichernd sein.

Niemand muss Abschied nehmen. Niemand muss nach einem Sinn fragen und kein Leben muss sich runden, auch wenn häufig der Wunsch dazu besteht. Abschied zu nehmen bedeutet, fertig zu sein mit etwas, etwas abschließen können. Man kann genauso gut mit offenen Enden gehen. Auch darin kann man einen Sinn sehen, wenn man einen Sinn sehen möchte.

EINE KRANKENSCHWESTER ERZÄHLT:

Früher in meiner Ausbildung, da war ich sehr gehemmt. Ich habe mich zum Beispiel nicht zu laufen getraut, wenn ich einen Patienten im Rollstuhl hatte. Als ich auf der Onkologie gearbeitet habe, habe ich mich manchmal wegen meiner Locken geschämt. Ich habe mich überhaupt öfter dafür geschämt, jung und gesund zu sein. Ich habe gewusst, dass das unsinnig ist, aber die Gedanken waren da. So als wäre ich anders. So als hätte ich ein anderes Schicksal. Nun – ich kenne mein Schicksal nicht. Ich bin ja noch immer recht jung. Aber ich weiß heute, dass diese Menschen kein anderes Schicksal haben als ich, im Prinzip jedenfalls. Denn sie gehen mir nur voraus. Ich werde ihnen folgen. Und deshalb kann ich jetzt auch laufen auf der Station und meine langen Locken offen tragen. Ich bin keine andere Rasse. Wir sind alle Menschen. Seitdem ich das begriffen habe, fällt es mir leichter, mit sterbenden und sehr kranken Menschen umzugehen. Mein Traum ist es derzeit, mich in Palliative Care weiterzubilden, und ich hoffe, dass mein Arbeitgeber mich darin unterstützt. Aber ehrlich gesagt werde ich es auch ohne Unterstützung durchziehen. Denn es gibt ein besseres Gefühl bei der Arbeit. Alle, die ich mit dieser Zusatzausbildung kenne, fühlen sich wohler in ihrem Beruf. Denn es tut so gut, den Tod anzunehmen, anstatt sich gegen ihn zu wehren.

UND IHRE KOLLEGIN:

Was mir sehr dabei hilft, den sterbenden Menschen würdevoll zu begegnen, ist, dass ich wenn möglich nach ihrer Lebensgeschichte frage. Ich frage, worauf sie stolz sind in ihrem Leben.

Und dann sitzt da vielleicht so ein neunzigjähriges Mütterchen vor mir, nur noch Haut und Knochen, und erzählt, wie sie ihre vier Kinder auf der Flucht durchgebracht hat. Oder ein Mann erzählt mir, wie er sein Haus gebaut hat. Oder von einem schönen Garten. Von dem selbstgebastelten Motorrad oder dem Neffen, dem er Tuba spielen beigebracht hat. Damit fällt es mir leichter, diesen Menschen gleichgestellt zu begegnen. Ich sehe dann nicht nur ihre Krankheit, sondern ihr ganzes Leben, ihre Leistungen, die sich nun eben dem Ende zuneigen. Manchmal hat jemand auch gar nichts zu erzählen oder meint, er hat nichts zu erzählen. Im Gespräch kommt dann doch etwas heraus. Ich habe immer etwas gefunden, bei jedem Menschen. Letztlich bräuchte ich gar nicht zu fragen, denn es erfüllt mich ja schon mit Achtung, dass ein Mensch dem Tod entgegensieht.

Wenn Sie einen sterbenden Menschen begleiten, schauen Sie nicht von oben auf ihn herab, sonst sind Sie keine Begleitung. Laufen Sie auch nicht voraus, sonst ziehen Sie in eine Richtung. Bleiben Sie nicht hinten stehen, so stärken Sie zwar seinen Rücken, aber Sie begleiten ihn nicht.

Begleiten heißt: daneben sein. Mitgehen. Zuhören können. Annehmen können. Und aushalten können, was ist. Ängste und Zweifel. Hilflosigkeit und Hoffnung. Schweigen. Sterbebegleitung ist keine professionelle Leistung, wenn Wissen auch hilfreich ist. In der Sterbebegleitung lebt die Essenz menschlicher Begegnung.

Und da ist es nicht unbedingt wichtig, wer sie schenkt. Es muss kein nächster Angehöriger sein. Es ist wichtig, dass jemand da ist. Vielleicht hat man sich erst in der letzten Lebensphase kennengelernt. Dies geschieht Tag für Tag und Nacht für Nacht in Krankenhäusern, wo eine Krankenschwester länger bleibt, obwohl ihre Schicht vorüber ist, und an vielen Orten, wo Menschen sterbenden Menschen beistehen. Sie tun es einfach, ohne groß nachzudenken, ohne Worte dafür zu haben, ohne Ausbildung in Palliative Care. Sie tun es, weil niemand anders da ist, aus einem Bedürfnis heraus, mit oder ohne religiösen Hintergrund. Sind einfach da. Tun es mit vollem Herzen, aus dem mitfühlenden Grund ihres Menschseins heraus.

Trauerbegleitung in der Hospizarbeit

Im Garten des stationären Hospizes in München liegen viele bunt bemalte handgroße Flusssteine. Ein Name steht auf jedem einzelnen und manchmal Daten, Geburtstag und Todestag. Kleine Zeichnungen, Symbole. Viele Sonnen. Ein Erinnerungsfluss.

Wenn ein Bewohner im Hospiz gestorben ist, werden die Angehörigen gefragt, ob sie einen Erinnerungsstein gestalten möchten, der dann zu den anderen Steinen in den Garten gelegt wird.

Hierbleibende nennt man im Münchner Hospiz die häufig als Hinterbliebene bezeichneten Angehörigen und Freunde eines verstorbenen Menschen. Denn wo soll das sein, hinten geblieben?

Wenn ein Mensch schon lange krank war und schließlich im Hospiz verstirbt, könnte man meinen, seine Angehörigen seien auf seinen Tod vorbereitet und würden die Trauer gut meistern, da sie wussten, was auf sie zukommt – ganz anders als Menschen, die ihre Angehörigen durch einen plötzlichen Unfall verloren. Doch wenn der Tod dann tatsächlich eintritt, ist alles anders. Man kann kein Trauern vorwegnehmen. So wie man sich selbst nicht wegdenken kann, kann man auch einen anderen Menschen nicht wegdenken.

EINE WITWE ERZÄHLT:

Ich wusste seit drei Jahren, dass mein Mann sterben wird. Wir haben oft darüber gesprochen. Alles war gesagt. Ich habe zum Schluss auch durchgesetzt, dass er nicht künstlich ernährt wird und dass er bei der zweiten doppelseitigen Lungenentzündung keine Antibiotika bekommt. Wir waren in allem einer Meinung und alles war offen ausgesprochen. Doch als er dann starb, hat mir meine langjährige Vorbereitung nichts geholfen, wenigstens nicht in den ersten zwei, drei Monaten. Jetzt hilft sie mir vielleicht. Allmählich. Aber nicht ganz am Anfang. Da war meine Trauer genauso verschlingend und mächtig, als hätte ich keine einzige Stunde der Vorbereitung gehabt.

Der Tod eines geliebten Menschen reißt den Trauernden in einen Strudel der Vergänglichkeit. Er verliert die Illusion, unsterblich zu sein, und auch seine Bewältigungsstrategien gehen ihm verloren. Er stellt nicht nur den Sinn des Lebens, sondern auch sich selbst in Frage. Die eigene Identität ist bedroht.

Die Einsamkeit der Trauernden

In der ersten Zeit der Trauer erfahren viele Hierbleibende große Unterstützung durch andere Menschen. In der ersten Zeit wird auch sehr viel von außen gefordert. Eine Ehefrau wird zur Witwe, Rentenansprüche ändern sich, eine Bankvollmacht ist erloschen, es gibt unzählige Wege zu machen, Anrufe, Abmeldungen. Freunde und Angehörige erkundigen sich, rufen häufig an: Wie geht es dir? Das Leben ohne den geliebten Menschen muss neu geordnet werden. Äußerlich und innerlich. Während der ersten Zeit der Trauer steht die äußerliche Neuordnung – verbunden mit viel Bürokratie – im Vordergrund.

Nach einer Weile, eigentlich gerade dann, wenn ein Mensch ganz allmählich zu begreifen beginnt, was es bedeutet, allein zu sein, ziehen sich die anderen zurück. Kehren wieder in ihre Normalität zurück.

In anderen Kulturen darf in der Öffentlichkeit getrauert werden, da schreien Klageweiber den Verlust heraus, es wird gejammert und geweint, gestampft und gestöhnt, die Haare werden gerauft. Und früher bei uns, als die schwarze Kleidung üblich war, zeigte sie deutlich: Hier ist ein Mensch in Trauer. Und heute? Bei einer älteren Frau wird das schwarze Gewand noch toleriert, aber eine junge Witwe? Ist das nicht langsam mal genug, ungesund, bedenklich, neurotisch? *Nimm doch wieder am Leben teil. Fahr mal in den Urlaub. Denk doch mal an was anderes,* so oder so ähnlich können die gut gemeinten Ratschläge lauten, die alles noch viel schlimmer machen, weil sie die Trauernden immer mehr isolieren.

Je mehr die Trauer tabuisiert ist, desto weniger lernen wir, mit Trauernden umzugehen. Manche Menschen haben eine solche Angst vor dem Tod oder davor, das Falsche zu sagen, dass sie sich überhaupt nicht bei den Trauernden melden. Vielleicht nehmen sie sich vor, sich dann irgendwann zu melden, und schieben es vor sich her – bis es zu weit weggeschoben ist, und dann können sie sich nicht mehr melden, weil das nun wirklich komisch wäre nach so langer Zeit – wenigstens eine Kondolenzkarte haben sie geschrieben. Das ist keine böse Absicht, es ist die eigene Unfähigkeit.

Es gibt keine richtigen Worte, die man sagen kann. Und das kann man ruhig so ausdrücken: *Ich weiß nicht, was ich sagen soll. In Gedanken bin ich oft bei dir. Gibt es etwas, wie ich dir helfen kann?*
Manchmal bedarf es keiner Worte. Kleine Gesten zeigen Trauernden, dass sie nicht allein sind. Blumen. Etwas zu essen. Ein Anruf: Wie geht es dir? Zuhören. Kleine Aufmerksamkeiten. Große Taten: Ich helfe dir beim Umzug.
Soll ein Hierbleibender Verständnis dafür aufbringen, wenn die anderen ihn meiden, weil sie nicht wissen, wie sie mit Tod und Trauer umgehen sollen? Er/sie ist derjenige, der jetzt am meisten Hilfe benötigt, und weiß vielleicht gar nicht, welche Art von Hilfe, denn wirklich helfen kann ihm niemand. Vielleicht weiß er nicht einmal, ob er weiterleben möchte, er weiß gar nichts mehr, und der geliebte Andere ist fort.
Trauer kann nicht einfach weggeschoben, vergessen werden. Irgendwann ist sie da. Platzt auf. Hat sich manchmal verkleidet. Bricht an einer Stelle hervor, wo niemand mit ihr gerechnet hat. Gibt sich dann vielleicht zu erkennen. Ein gutes Zeichen. Nun kann begonnen werden. Trauerarbeit.

Die MitarbeiterInnen im Hospiz wissen das alles, kennen all die unterschiedlichen Reaktionen der Trauernden und ihre große Einsamkeit. Für die Hospizbewegung endet die Begleitung eines Menschen nicht mit seinem Tod, sondern führt über den Tod hinaus weiter zur Betreuung von Angehörigen und Freunden – falls sie das möchten. Nicht nur Angehörige von im Hospiz verstorbenen Menschen sind willkommen. Die Trauergruppen stehen allen Menschen offen. 60 bis 70 Prozent der Betroffenen bewältigen ihre Trauer ohne »professionelle« Hilfe. Meistens verfügen sie über ein intaktes soziales Umfeld. Familie, Freunde, Nachbarn sind da und bleiben auch da. Sie leisten besonders in der ersten Zeit nach dem Verlust praktische Hilfe im Alltag. Kochen, kümmern sich vielleicht um Kinder, erledigen Besorgungen. Und vor allem hören sie zu, sprechen über die Verstorbenen, damit die Trauernden ihren Verlust realisieren. Immer wieder und wieder muss der Verlust ausgesprochen werden und wird so Stück für Stück integriert in die neue Wirklichkeit ohne den geliebten Menschen.

Unterstützungsangebote

Im Münchner Christophorus Hospiz Verein e. V. wartet man einige Wochen, ehe man sich mit einem Brief an die Hierbleibenden wendet, in dem die Unterstützung bei der Trauerarbeit angeboten wird. Denn in der ersten Zeit gibt es viel zu erledigen, sich zurechtzufinden in dem »neuen« Leben – da würde das Angebot die meisten Menschen zu früh erreichen. Es ist wichtig, die richtige Zeit für diesen Brief abzupassen. Manchmal wird er verbunden mit den Gedenkfeiern für die Verstorbenen, die im Hospiz zweimal jährlich stattfinden.

Gelegentlich ergibt sich das Angebot der Trauergruppe auch aus einer Frage an das Hospiz: »Das Krankenbett meiner verstorbenen Frau steht noch immer bei mir in der Wohnung. Was soll ich damit machen?«

Es gibt auch sozialrechtliche Fragen, bei denen das Hospiz den Trauernden weiterhilft. Oft wissen die Menschen überhaupt nicht mehr, wo ihnen der Kopf steht, sind kraftlos, erschöpft, ratlos, handlungsunfähig.

Wenn jemand weiter entfernt wohnt und doch gerne eine Trauergruppe besuchen möchte, versucht das Hospiz nähere Alternativen zu vermitteln. Mittlerweile gibt es überall in Deutschland viele Anlaufstellen für Trauernde, die meisten sind übrigens nicht hospizlich organisiert. Sowohl private

TrauerbegleiterInnen bieten ihre Dienste an, als auch kirchliche Organisationen, Wohlfahrtsverbände und Bestattungsunternehmen. Es gibt eine Reihe von Selbsthilfegruppen, auch themenbezogene Trauergruppen – für verwaiste Eltern, Hinterbliebene nach Suizid, für Frauen, verwitwete Mütter und Väter und so fort. Viele dieser Angebote sind erst in den letzten Jahren entstanden, und das zeigt deutlich, dass immer mehr Menschen erkennen, wie wichtig es ist, die Trauer aktiv zu bewältigen. So wie ein gelungener Abschied den Boden für die Trauer gut bereitet, so bereitet die Trauerarbeit den Boden für eine gute Zukunft.
Es sind meistens Frauen, die diese Angebote annehmen. Frauen setzen sich anders mit der Trauer auseinander als Männer, machen sie öfter zum Thema. In ländlichen Gebieten ist das Angebot an Trauergruppen geringer, hier springt die Familie häufig ein.
Die offene Trauergruppe gehört seit Anbeginn zur Hospizarbeit. In der Begleitung der Trauernden sah die Begründerin der Hospizbewegung, Cicely Saunders, eine wichtige Aufgabe. Die Trauergruppen möchten dabei unterstützen, vom Hierbleiben-Müssen hinüberzugehen zum Hierbleiben-Wollen. In der Gruppe fühlen sich die Trauernden verstanden, denn sie sind umgeben von Menschen, die das Gleiche erlebt haben und denen man deshalb nichts erklären muss. Es gibt ein tiefes Verständnis, das als sehr wohltuend empfunden wird. Manchmal ist es bloß ein Blick, ein Seufzen, ein kurzer Augenkontakt und die Trauernden fühlen: Hier werde ich verstanden. Hier bin ich nicht allein. Hier verlangt niemand, dass ich einen Wellnessurlaub buche. Hier wechselt niemand die Straßenseite, weil er nicht weiß, was er sagen soll. Hier darf ich so sein, wie ich bin. Hier sind Menschen, die erleben, was auch ich erlebe. Dass es den Verwandten plötzlich nur noch ums Geld geht, dass es Streit innerhalb der Familie wegen des Grabsteins gibt, dass ich nicht weiß, ob ich in der

Wohnung bleiben kann, sie ist viel zu teuer, aber sie ist doch unser Zuhause, so viele Erinnerungen und der kaltherzige Brief der Firma, die langen, langen Nächte. Und viele intensive Gespräche gibt es natürlich auch – nicht nur innerhalb der Gruppen, denn meistens bilden die TeilnehmerInnen der Trauergruppen ein Netzwerk, rufen sich an, stützen sich gegenseitig bei all den Kränkungen und Enttäuschungen, in der Angst und Hilflosigkeit. Man braucht nicht viel zu erklären. Manchmal genügt es zu sagen: »Gestern war wieder so ein Tag.«

Manchmal tut es einfach nur gut, seine Wut herauszulassen: Der Arzt ist schuld! Hätte er das Geschwür früher entdeckt!

Manchmal muss auch die Wut auf den Verstorbenen thematisiert werden: Warum hat er weitergeraucht? Er hat es doch gewusst!

Verzweiflung, Angst, Hoffnungslosigkeit – alles darf benannt werden. Die Geschichten der Menschen sind unterschiedlich. Ihre Ziele sind es auch. In ihren Gefühlen, da ähneln sie sich. Und so überbrücken sie die Einsamkeit, die sie »draußen« zuweilen erleben, in der Gruppe mit Gleichgesinnten.

Manche Menschen können es sich nicht vorstellen, in einer Gruppe vor praktisch fremden Menschen ihre Gefühle offenzulegen. Besonders für ältere Menschen, die persönliche Dinge nur mit engsten Familienangehörigen besprechen, kann die Gruppe eine nicht zu überwindende Hemmschwelle darstellen. Schließlich kann man doch nicht in der Öffentlichkeit erzählen, was in die eigenen vier Wände gehört. In solchen Fällen kann eine ehrenamtliche, fundiert ausgebildete Trauerbegleiterin eingesetzt werden, die Hausbesuche macht – oder man vereinbart Treffen im Hospiz. Auch Privatpersonen, kirchliche und gemeinnützige Institutionen sowie Bestattungsunternehmen bieten Einzelgespräche an.

Manchmal kommt es in Gruppen zu ergreifenden Szenen. Wenn Angehörige von Menschen erzählen, die im Hospiz begleitet wurden und dies jene Angehörigen erfahren, deren liebste Menschen auf einer Intensivstation unter schrecklichsten Umständen gestorben sind. Manche konnten hier keinen Abschied nehmen, wurden nur angerufen: Ihr Mann ist gerade gestorben. Kein Zimmer für einen Abschied. Das kann sehr schmerzhaft sein und es kann gelegentlich zu Selbstvorwürfen und Neid kommen – wie auch zwischen jüngeren und älteren Gruppenmitgliedern.
Da sagt die junge Witwe zur alten Witwe: Du hast deinen Mann viel länger gehabt als ich. Und die ältere sagt zur jüngeren: Du kannst dir noch ein neues Leben einrichten, für mich ist es vorbei.

ABSCHIED NEHMEN

Der Lebensgefährte einer 72-jährigen Frau, die an Alzheimer und einem Hirntumor erkrankt war, meldete sich im Hospiz. Die Palliativfachkraft, die den Anruf entgegennahm, hatte den Eindruck, es sei sehr dringend, der Mann wirkte völlig verzweifelt. Es war Freitagnachmittag, und sie wollte nicht warten bis Montag. Zwei Stunden später traf sie zu einem Hausbesuch ein. Die Patientin war nicht mehr ansprechbar. Ihr Mund war blutig, vielleicht eine Blutgerinnungsstörung oder Magenblutungen, es war nicht genau definierbar. Hinzu kam ein schreckliches Rasseln beim Atmen. Diese Patientin lag im Sterben.
Die Palliativfachkraft säuberte den Mund der Patientin und bettete sie in Seitenlage, damit der Schleim besser ablaufen

konnte. Dann ging sie mit dem Lebensgefährten in ein anderes Zimmer, um ihn über die Lage aufzuklären. Im Anschluss rief sie den Hausarzt an, der versprach, später vorbeizukommen.
Fünf Minuten später war die Patientin tot. Mit einem so schnellen Tod hatte die Palliativfachkraft nicht gerechnet. Sie informierte den Arzt, da kam die Tochter nach Hause.
Als sie ihren ersten Schock überwunden hatte, wuschen Palliativfachkraft und Tochter die verstorbene Frau und kleideten sie an. Es war spürbar, wie wichtig der Tochter dieser letzte Dienst war. Allein, so sagte sie, hätte sie sich das nicht getraut. Die Anwesenheit der Hospizmitarbeiterin gab ihr Kraft und Mut. Letzte Gespräche der Tochter mit der Mutter beim Ankleiden: »Mama, es tut mir leid, wir müssen dich jetzt ein bisschen drehen, geht das so? Mama, ich glaube, du mochtest dieses Kleid am liebsten, nein, ich weiß es. Es ist genau das richtige für deinen letzten Weg. Ich weiß noch genau, wann du es zum letzten Mal getragen hast. Oh, es ist dir zu weit. Aber schau, wenn du liegst, sieht das niemand.«
Schließlich lag die Mutter schön hergerichtet im Ehebett, Tochter und Lebensgefährte zündeten Kerzen an und setzten sich daneben.
Für die Palliativfachkraft war dies alles nichts Ungewöhnliches, für die beiden Angehörigen war es eine große Leistung, die ihnen unendlich viel bedeutete.
Ein schöner Abschied. Beginn der Trauerzeit.
Einige Monate später wurde die Palliativfachkraft im Supermarkt von einer Frau angesprochen: »Sind Sie nicht die Dame aus dem Hospiz? Können Sie sich erinnern, ich bin die Tochter von Frau X. Das werde ich Ihnen nie vergessen, dass sie damals mit mir meine Mutter gewaschen und angezogen haben, das hat mir so viel bedeutet.«

Jeder Mensch trauert anders

Wie Menschen bei einem so großen Verlust wie dem Tod eines geliebten Menschen reagieren – das hängt davon ab, wie sie auch bei kleineren Verlusten reagieren. Verluste haben wir alle schon erlebt. Wir verlieren Freunde, neue Lebensabschnitte beginnen, Schule, Pubertät, der Lebensbogen ist begleitet von Verlusten. Arbeitsplatz, Vermögen, Hoffnung, Besitz, Liebe – und manchmal können Verluste als Möglichkeit zur Verwandlung und Entwicklung verstanden werden.
Wenn wir ein bestimmtes »Programm« haben, wie wir bislang erfolgreich mit Verlusten umgegangen sind, so werden wir dieses Programm höchstwahrscheinlich auch nutzen, wenn wir mit dem schlimmsten aller Verluste, dem Tod eines nahestehenden Menschen, konfrontiert sind. Dieses Programm schalten wir nicht bewusst ein, es läuft unbewusst ab. In der Trauerbegleitung unterscheidet man verschiedene Reaktionsweisen:

- **Die Aktiven:** Sie müssen etwas unternehmen und suchen eine Trauergruppe, in der sie über ihre Gefühle sprechen können. Meistens können die sogenannten Aktiven ihre Gefühle auch gut ausdrücken.
- **Die Verdränger:** Sie funktionieren erst mal weiter, manchmal jahrelang. Irgendwann holt die Trauer sie dann doch ein – vielleicht in Gestalt von Depressionen oder Krankheiten.
- **Die Denker:** Sie rufen im Hospiz oder an einer anderen Anlaufstelle an und erzählen von ihrem Trauerfall. Wenn sie ein persönliches Gespräch angeboten bekommen oder ihnen die Teilnahme an einer Trauergruppe nahegelegt wird, lehnen sie dankend ab: Es reicht, wenn Sie mir eine Literaturliste schicken.

- **Die Vermeider:** Sie meiden den Kontakt mit allem, was mit dem Thema zusammenhängt.

Diese »Typen« sind nicht klar voneinander getrennt, selbstverständlich gibt es viele Mischformen und manchmal reagiert jemand an einem Tag wie ein Denker und am nächsten Tag vielleicht wie ein Aktiver.

Auch die Phasen, die trauernde Menschen durchleben, können sich durchaus in Intensität und Reihenfolge vermischen. Elisabeth Kübler-Ross beschrieb 1969 fünf Phasen der seelischen Entwicklung sterbender Menschen. Da es sich beim Sterben um einen Trauerprozess handelt, wurde ihr Phasenmodell auch in der Trauerbegleitung verwendet, das 1982 von Verena Kast zu einem vierphasigen Modell modifiziert wurde.

1. Nicht-wahrhaben-Wollen

Das Unabänderliche, der Tod eines Menschen, wird verleugnet. Die Trauernden haben das Gefühl zu träumen. *Das kann doch alles gar nicht wahr sein. Gleich wache ich auf. Das kann nicht passiert sein. Nicht mir.* Die Trauernden wirken erstarrt oder gefühllos. Wie versteinert. Diese Phase kann Stunden, Tage oder Wochen dauern. Indem die Trauernden über ihre Gefühle sprechen, kann sich diese Starre lösen – ein erster wichtiger Schritt in den Beginn der Trauerarbeit.

2. Aufbrechen chaotischer Emotionen

Durch eine traumatische Situation wird ein Mensch mit verschiedensten Emotionen überflutet. Während diese in der ersten Phase der Trauer noch unterdrückt oder abgespaltet werden, können sie in der zweiten Phase völlig durcheinander, also chaotisch erlebt werden. Gefühle wie Wut, Zorn, Angst, Schuld, Trauer, Verzweiflung, Hoffnung – alles kann auftauchen.

3. Langsame Neuorientierung: Suchen, Sich-Finden und Sich-Trennen

In der Erinnerung wird das gemeinsame Leben mit dem Verstorbenen noch einmal durchlebt. Eines Tages kann der trauernde Mensch seinen Frieden mit dem Verlust machen, sich einverstanden erklären mit dem, was geschehen ist.

4. Neues inneres Gleichgewicht

Die Trauernden geben allmählich ihren Rückzug auf, bewegen sich auf andere Menschen zu. Der Schmerz um den verstorbenen Menschen lindert sich. Im Verlauf dieser letzten Phase können Zustände der zweiten und dritten Phase vorübergehend erneut durchlaufen werden.

Wenn wir trauernden Menschen helfen möchten, sollten wir ihnen nicht das aufdrängen, was unserer Meinung nach gut für sie ist. Wir sollten einfühlsam herausfinden, was sie möchten. Wenn wir es nicht wissen, sollten wir fragen: Womit kann ich dir im Moment helfen? Und wir sollten nicht unbedingt warten, bis wir gefragt werden, sondern unsere Hilfe anbieten.
So wie wir von sterbenden Menschen unendlich viel lernen können, so können wir auch von trauernden Menschen sehr viel lernen – wenn wir den Mut haben, sie ein Stück des Weges zu begleiten.

Einen trauernden Menschen zu begleiten bedeutet, alle Vorurteile loszulassen. Die eine Witwe räumt den Kleiderschrank ihres Mannes zwei Tage nach seinem Tod leer, die andere bewahrt die Kleidung drei Jahre auf. Die eine kleidet sich schwarz, die andere bunt. Der eine fährt nach der Beerdigung in ein anderes Land, die andere zieht sich zurück und will niemanden sehen, einer lernt Golf spielen und ein anderer heiratet innerhalb eines Jahres erneut. Das alles sagt nichts darüber aus, wie tief ein Mensch trauert. Wir können es nicht wissen. Und es steht uns nicht zu, es zu beurteilen.

Manchmal beschäftigen die Trauernden quälende Fragen. Warum? Warum ist er an diesem Tag mit dem Auto gefahren? Warum ist sie nicht früher zum Arzt gegangen? Warum hat er mich in seiner Sterbestunde aus dem Zimmer geschickt? Warum hat sie die Kinder nicht anrufen wollen? Und sie müssen immer wieder fragen. Indem wir ihnen zuhören, finden sie vielleicht eines Tages die Antwort, die für sie passt und mit der sie ihren Frieden finden.

Frieden finden, um weiterzuleben. Wie lange das dauert – und ob es gelingt –, das ist von Mensch zu Mensch unterschiedlich. Manche Menschen brauchen lange, ehe sie aus dem Tal der Trauer herauskommen, bei anderen geht es schneller, wieder andere richten sich dort häuslich ein.

Diejenigen, die das Tal verlassen haben, sagen oft, dass die Zeit dort die wichtigste ihres Lebens war. Wer so spricht, hat meistens bewusst getrauert, Trauerarbeit geleistet. Und so wurde diese Trauerarbeit dann zur Veränderungsarbeit. Krisenzeiten sind Zeiten des Wandels. Jeder fundamentale Einschnitt in einem Leben birgt die Chance auf einen Neubeginn. Das heißt nicht, dass man sich abschneiden muss von dem verstorbenen Menschen. Es heißt: Ihm einen würdigen Platz zu geben und dann den eigenen Lebenspfad weitergehen.

Diejenigen, die gegangen sind, uns vorausgegangen sind, die tragen wir nun mit uns. Solange wir leben. Und solange wir von ihnen sprechen. Solange wir uns an sie erinnern und sie spüren, leben sie durch uns. Und diejenigen, die uns einmal weitertragen werden, tragen auch diejenigen in sich, die wir getragen haben. Denn wir sind alle miteinander verbunden. Menschen. Im Tod wird dies besonders deutlich. Und dort, wo wir ihn aus seinem Tabu befreien, befreien wir uns selbst.

Danksagung

Ich bedanke mich herzlich beim Christophorus Hospiz Verein e. V. in München und seinen kompetenten, einfühlsamen, klugen, hilfsbereiten, schnellen und Mut machenden MitarbeiterInnen. Ich fühlte mich immer willkommen, trotz meiner unzähligen Fragen niemals lästig, und ich habe im persönlichen Kontakt mit allen Menschen, die mir auch durch das Christophorus Hospiz Verein e. V. für Interviews und Gespräche vermittelt wurden, sehr viel Schönes erfahren dürfen.
Die Begegnung mit dem Tod hat mein Leben bereichert.

Ich bedanke mich auch bei den mit dem Hospiz zusammenarbeitenden Fachstellen, die mir in gleicher Weise unterstützend und kompetent Einblick in ihre Arbeit gewährten, sowie bei der Bundesarbeitsgemeinschaft Hospiz BAG.

Viele Menschen haben mir ihre sehr persönlichen Geschichten erzählt – einige davon sind in dieses Buch eingeflossen. Ihnen allen danke ich für ihre Offenheit und ihre Bereitschaft, über ein Thema zu sprechen, das sehr schmerzlich für sie ist.

Mein besonderer Dank gilt meiner Lektorin Olivia Baerend, die die Fackel zu diesem Buch angezündet und an mich weitergereicht hat. Sie hat dieses Projekt mit großem Engagement und wie immer klarem Blick souverän und motivierend begleitet.

Und dann ist es mir noch ein Anliegen, mich bei all den Menschen zu bedanken, die jetzt nicht mehr unter den Lebenden weilen und denen ich mich während der Arbeit an diesem Buch annähern durfte. Ich hoffe, allen einen würdigen Platz gegeben zu haben.

Anhang

Was kostet ein Aufenthalt im stationären Hospiz?

Finanziert wird der Aufenthalt im Hospiz zum einen durch die Pflegekasse und einen zusätzlichen Betrag von der Krankenkasse und zum anderen durch eine Eigenleistung des Bewohners. Kann diese nicht aufgebracht werden, springt das Sozialamt ein. Der Gesetzgeber schreibt den Trägern von Hospizen vor, dass sie nur 90 Prozent des Tagessatzes abrechnen dürfen. Die Tagessätze der Hospize sind unterschiedlich und liegen in Deutschland zwischen 180 und 280 Euro. Wenn Sie sich genau über die Kosten informieren wollen, sprechen Sie am besten mit dem Hospiz Ihrer Wahl beziehungsweise Ihrer Krankenkasse.

Adressen und Informationen zu einer Hospizeinrichtung oder einer Palliativstation finden Sie im Internet unter www.hospiz.net – der website von

Deutscher Hospiz- und PalliativVerband e.V.
Aachener Straße 5
10713 Berlin
030 83223893
dhpv@hospiz.net

Mitglieder des Deutschen Hospiz- und PalliativVerbandes sind ambulante, teilstationäre und stationäre Hospize sowie Palliativstationen, dies zum größten Teil über die 16 Landesarbeitsgemeinschaften Hospiz bzw. Hospizverbände.

Landesarbeitsgemeinschaften

LAG Hospiz Baden-Württemberg e.V.
Gartenstraße 40/2
74321 Bietigheim-Bissingen
07142 776156
E-Mail: lag@hospiz-bw.de
www.hospiz-bw.de

Bayerischer Hospiz- und PalliativVerband e.V.
Herzog-Arnulf-Straße 10
84503 Altötting
08671 9849-550
E-Mail: info@bayerischer-hospizverband.de
www.bayerischer-hospizverband.de

LAG Hospiz Berlin e.V.
Aachener Straße 8
10713 Berlin
030 41202875
E-Mail: lag@hospiz-berlin.de
www.hospiz-berlin.de

LAG Hospiz Brandenburg e.V.
Klosterkirchplatz 18
14797 Lehnin
03382 768808
E-Mail: laghospizbrb@stift-lehnin.de
www.lag-hospiz-brb.de

Hospiz- und PalliativVerband Bremen e.V.
Hammersbecker Straße 228
28755 Bremen
0421 6589238
E-Mail: info05@lag-hospiz-bremen.de
www.lag-hospiz-bremen.de

LAG Hospiz und Palliativarbeit Hamburg e.V.
c/o Hamburger Hospiz im Helenenstift
Helenenstraße 12
22765 Hamburg
040 3890750
E-Mail: hamburger-hospiz@freenet.de

Hospiz- und PalliativVerband Hessen e.V.
c/o Hospiz ADVENA
Bahnstraße 9b
65205 Wiesbaden
0611 9762032
E-Mail: hospize-hessen@online.de
www.hospize-hessen.de

LAG Hospiz & Palliativmedizin Mecklenburg-Vorpommern e.V.
Bugenhagenstr. 3
17489 Greifswald
0171 4014480
E-Mail: diemer@uni-greifswald.de

Hospiz LAG Niedersachsen e.V.
Westcellertorstraße 11
29221 Celle
05144 92112
E-Mail: info@hospiz-nds.de
www.hospiz-nds.de

Hospiz- und PalliativVerband NRW e.V.
Im Nonnengarten 10
59227 Ahlen
02382 7600765
E-Mail: info@hospiz-nrw.de
www.hospiz-nrw.de

LAG Hospiz Rheinland-Pfalz e.V.
Bahnstraße 32
55128 Mainz
06131 2826264
E-Mail: info@lag-hospiz-rp.de
www.lag-hospiz-rp.de

LAG Hospiz Saarland e.V.
Rosenstraße 31
66111 Saarbrücken
0681 7604034
E-Mail: lag@hospiz-saarland.de
www.hospiz-saarland.de

Landesverband für Hospizarbeit und Palliativmedizin Sachsen e.V.
Canalettostr. 13
01307 Dresden
0351 2104855
E-Mail: lv-hospiz-palliativ-sachsen@gmx.de
www.hospiz-palliativ-sachsen.de

Hospiz- und PalliativVerband Sachsen-Anhalt e.V.
Wendstraße 13
39576 Stendal
03931 218338
E-Mail: upaulsen@jksdl.de
www.hospiz-sachsen-anhalt.de

Hospiz- und PalliativVerband Schleswig-Holstein e.V.
c/o Schleswig-Holsteinische
Krebsgesellschaft e.V.
Holstenstr. 13–15
24103 Kiel
0431 800108-8
E-Mail: info@hpvsh.de
www.hpvsh.de

Thüringer Hospiz- und PalliativVerband e.V.
c/o Sozialwerk Meiningen e.V.
Ernststraße 7
98617 Meiningen
03693 456466
E-Mail: p.schaefer@hospiz-thueringen.de
www.hospiz-thueringen.de

Österreich

Dachverband von Palliativ- und Hospizeinrichtungen
Argentinierstraße 2/3
1040 Wien
+43 (0)1 803 98 68
E-Mail: dachverband@hospiz.at
www.hospiz.at

Schweiz

Palliative CH – Schweizerische Gesellschaft für Palliative Medizin, Pflege & Begleitung
Dörflistr. 50
8050 Zürich
+41 (0)44 240 16 21
E-Mail: info@palliative.ch
www.palliative.ch